CB071280

Otoplastia

Thieme Revinter

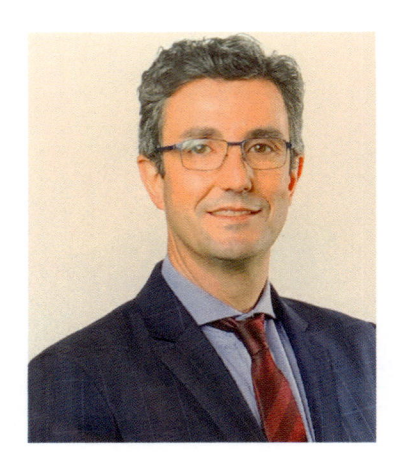

Além de proporcionar ao leitor uma experiência única de entrar em contato direto com a Realidade Aumentada, este livro inédito ensina, desperta e incentiva futuros cirurgiões a ingressar intensamente na cirurgia estética do pavilhão auricular. É, sem dúvida, um marco no ensino médico não só pela descrição pura da técnica cirúrgica, como também pela discussão de um modo prático para a eficácia do procedimento, usando a Realidade Aumentada, uma das ferramentas digitais acadêmicas mais revolucionárias.

Este projeto, em parceria com Mauro Castro (Motion Designer), através do NEP (Núcleo de Ensino e Pesquisa) do IPO (Instituto Paranaense de Otorrinolaringologia), foi selecionado pela Academia Americana de Otorrinolaringologia AAO-HNSF em seu evento anual de 2019.

Otoplastia
Baseada em Evidências com Realidade Aumentada

Caio Soares
Doutor em Clínica Cirúrgica pela Universidade Federal do Paraná
Médico Associado do Departamento de Otorrinolaringologia da Universidade Federal do Paraná – Hospital de Clínicas
Preceptor do Programa de Pós-Graduação em Estética Facial do Instituto Paranaense de Otorrinolaringologia – Curitiba, Paraná
Preceptor da Residência Médica em Otorrinolaringologia na Universidade Federal do Paraná

Thieme
Rio de Janeiro • Stuttgart • New York • Delhi

Dados Internacionais de Catalogação na Publicação (CIP)

S0676o

Soares, Caio
 Otoplastia baseada em evidência com realidade aumentada / Caio Soares – 1. Ed. – Rio de Janeiro – RJ: Thieme Revinter Publicações, 2020.

 156 p.: il; 16 x 23 cm.
 Inclui Referências Bibliográficas
 ISBN 978-85-5465-212-8
 eISBN 978-85-5465-230-2

 1. Otorrinolaringologia. 2. Cirurgia Plástica. 3. Otoplastia. I. Título.

CDD: 617.95
CDU: 616-089.844

Contato com o autor:
soares_caio@hotmail.com

Nota: O conhecimento médico está em constante evolução. À medida que a pesquisa e a experiência clínica ampliam o nosso saber, pode ser necessário alterar os métodos de tratamento e medicação. Os autores e editores deste material consultaram fontes tidas como confiáveis, a fim de fornecer informações completas e de acordo com os padrões aceitos no momento da publicação. No entanto, em vista da possibilidade de erro humano por parte dos autores, dos editores ou da casa editorial que traz à luz este trabalho, ou ainda de alterações no conhecimento médico, nem os autores, nem os editores, nem a casa editorial, nem qualquer outra parte que se tenha envolvido na elaboração deste material garantem que as informações aqui contidas sejam totalmente precisas ou completas; tampouco se responsabilizam por quaisquer erros ou omissões ou pelos resultados obtidos em consequência do uso de tais informações. É aconselhável que os leitores confirmem em outras fontes as informações aqui contidas. Sugere-se, por exemplo, que verifiquem a bula de cada medicamento que pretendam administrar, a fim de certificar-se de que as informações contidas nesta publicação são precisas e de que não houve mudanças na dose recomendada ou nas contraindicações. Esta recomendação é especialmente importante no caso de medicamentos novos ou pouco utilizados. Alguns dos nomes de produtos, patentes e design a que nos referimos neste livro são, na verdade, marcas registradas ou nomes protegidos pela legislação referente à propriedade intelectual, ainda que nem sempre o texto faça menção específica a esse fato. Portanto, a ocorrência de um nome sem a designação de sua propriedade não deve ser interpretada como uma indicação, por parte da editora, de que ele se encontra em domínio público.

© 2020 Thieme
Todos os direitos reservados.
Rua do Matoso, 170, Tijuca
20270-135, Rio de Janeiro – RJ, Brasil
http://www.ThiemeRevinter.com.br

Thieme Medical Publishers
http://www.thieme.com

Capa: Thieme Revinter Publicações Ltda.

Impresso no Brasil por BMF Gráfica e Editora Ltda.
5 4 3 2 1
ISBN 978-85-5465-212-8

Também disponível como eBook:
eISBN 978-85-5465-230-2

Todos os direitos reservados. Nenhuma parte desta publicação poderá ser reproduzida ou transmitida por nenhum meio, impresso, eletrônico ou mecânico, incluindo fotocópia, gravação ou qualquer outro tipo de sistema de armazenamento e transmissão de informação, sem prévia autorização por escrito.

AGRADECIMENTOS

Ao meu avô, Dr. Lauro Mueller Soares *(in memoriam)*, exemplo de dignidade, sempre constante em meus pensamentos.
Aos meus pais, Caio e Marilu, pela compreensão e dedicação na minha formação ética e por estarem sempre presentes, contribuindo e ajudando diariamente na conquista dos meus passos.
À minha sempre presente Denise, pela sabedoria e dedicação constante, dando-me suporte nos momentos que mais necessitei.
Aos meus filhos, Maria Fernanda, Pedro e Ana Maria, que são a razão de tudo isso.
À minha querida irmã, Mônica, por estar sempre ao meu lado.
Ao Dr. João Luiz Garcia de Faria, pelo apoio e incentivo constante para o aprimoramento científico de nossa formação profissional.
Às colegas Dra. Marina Fagundes e Dra. Heloisa Vian, pela ajuda no desenvolvimento deste livro e competência demonstrada.
Ao meu amigo, Dr. Marco César Jorge dos Santos, por estar sempre ao meu lado.
A todos que, direta ou indiretamente, torceram e contribuíram para a concretização deste trabalho.

Caio Soares

PREFÁCIO

É com grande prazer que escrevo este prefácio do livro *Otoplastia*, realizado pelo Dr. Caio Soares. Ele foi um de nossos brilhantes residentes que aprendeu a técnica eclética de Otoplastia, desenvolvida por Anthony J. Maniglia, no Manhattan Eye, Ear and Throat Hospital, orientado pelo Dr. J. M. Converse e seu maravilhoso grupo de assistentes.

O intuito da técnica eclética publicada por nós, em vários artigos e livros (Tratado de Otorrinolaringologia editado por Otacilio e Campos, em 1994, e de Rinoplastia, em 2002), é corrigir a ausência de *crus* superior, o excesso de concha, o ângulo aberto da relação anti-hélice e concha, a anteriorização do lóbulo e o deslocamento inferior da orelha, presentes na deformidade de orelha em abano.

O uso de suturas para a fixação cartilaginosa a ser corrigida tem sido realizado de forma anômala por diversos autores.

Dr. Caio sistematizou estas suturas de fixação da concha remanescente com retroposicionamento e rotação posterior da orelha com uso de lobuloplastia inédita de suturas assimétricas.

Estas mudanças proporcionaram uma orelha mais estruturada, diminuindo os índices de recidivas e produzindo orelhas esteticamente mais elegantes, sendo, inclusive, assunto de sua tese de doutorado.

O que nos enche de orgulho é saber que nossos ex-residentes, eventualmente, nos ensinam detalhes de aprimoramento de técnica.

Somos todos eternos aprendizes.

Professor Dr. João Maniglia

PREFÁCIO

É um grande prazer poder escrever estas linhas sobre o livro e seu autor.
Dr. Caio Soares sempre foi um estudioso e, desde sua residência no hospital de clínicas da Universidade Federal do Paraná, mostrou-se interessado na vida acadêmica.
Já como membro do *staff* do Serviço de Otorrinolaringologia da UFPR, sempre teve uma afinidade pela cirurgia estética facial e otoplastia. Com muito trabalho e estudo, tornou-se referência neste tipo de cirurgia.
Este livro é uma realização pessoal e orgulho para nosso serviço universitário.
Tenho certeza de que, com a qualidade do conteúdo deste livro, teremos a oportunidade de conhecer e usufruir de toda a experiência do autor.

Professor Dr. Marcos Mocellin

PREFÁCIO

Caio, pai, inteligente, digno, de raciocínio rápido, e Maria de Lourdes, mãe, ética, culta e leal, fizeram do autor deste livro uma combinação destas qualidades. Também a eles meus cumprimentos.
Dentre 63 artigos referenciais de orelha em abano que consegui compilar desde 1996, somente 3 foram escritos por otorrinolaringologistas.
Caio Soares foi meu aluno, estágiario, residente, orientado na pós-graduação e, atualmente, é meu colega e, além de tudo, meu amigo.
Abriu espaço neste livro para que eu pudesse apreciar e analisar os desenhos, fotografias e textos com conteúdo altamente didático.
Indiscutivelmente, é de valor para otorrinolaringologistas, cirugiões de cabeça e pescoço e plásticos.
Tenho muito orgulho de ter participação intensa em sua formação.

Professor Dr. Carlos Eduardo Barrionuevo

PREFÁCIO

É um grande privilégio prefaciar este livro do meu amigo e irmão, Caio.
O Caio é daquelas pessoas que você ama à primeira vista.
É inteligente, centrado, atencioso, grande médico, grande cirurgião, intuitivo, amante das artes, artista e agora escritor.
A Cirúrgia Plástica da Face é lugar onde se encontram subjetividade, intuição, arte e técnica para que o resultado seja a proximidade da perfeição.
Com anos de experiência e desenvolvimento de apuro técnico pessoal, tanto em sua atuação no Hospital de Clínicas da UFPR como no Hospital IPO, Caio tornou-se referência nacional e internacional em Otoplastia.
Neste livro ele nos presenteia com a sua marca e técnica, detalhando, em texto enxuto, desenhos com esboços personalizados que orientam o leitor pelos detalhes para a otimização de uma técnica moderna de Otoplastia.
Este seu legado acadêmico será útil e referência para todos nós neste presente e futuro de jovens médicos.
A Cirurgia Plástica da Face tem agora mais uma importante referência.

Obrigado, Caio.

Dr. Evaldo Dacheux de Macedo

SUMÁRIO

INTRODUÇÃO 14
EMBRIOLOGIA 16
ANATOMIA 18
ABORDAGEM PRÉ-OPERATÓRIA 24
    Avaliação do Paciente 25
DOCUMENTAÇÃO FOTOGRÁFICA 28
OBJETIVOS CIRÚRGICOS 32
    Dentre os Objetivos da Cirurgia, Podemos Destacar 33
TÉCNICA CIRÚRGICA 34
    Simulação da Nova Anti-Hélice 36
    Marcação da Pele Retroauricular 38
    Infiltração Anestésica 40
    Marcação da Nova Anti-Hélice 42
    Incisão e Remoção da Pele Retroauricular 44
    Retalho Cutâneo Lateral 46
    Retalho Musculocutâneo Medial e Secção dos Ligamentos Retroauriculares 48
    Hemostasia Cuidadosa e Revisão dos Pedículos Vasculares 50
    Remoção do Excesso de Concha 52
    Enfraquecimento da Cartilagem 56
    Suturas de Mustardé 58
    Fixação da Concha na Mastoide 60
    Confecção das Suturas Mestras da Nova Anti-Hélice (Mustardé) 64
    Correção do Lóbulo 68
    Sutura de Pele 70
    Curativo 74
    OBSERVAÇÕES 76
    Orientações Pós-Operatórias 78
    Complicações 79
    Complicações Recentes 80
    Complicações Tardias 82
    Deformidades Pós-Operatórias Específicas 90

SUMÁRIO

DISCUSSÃO 97
CONCLUSÃO 102
REFERÊNCIAS BIBLIOGRÁFICAS 104
OTOPLASTIA BASEADA EM EVIDÊNCIAS
Estudos Científicos da Eficácia da Técnica Cirúrgica Eclética 106

ANEXOS

Anexo I
OTOPLASTIA BASEADA EM EVIDÊNCIAS EM RELAÇÃO À UNIDADE ESTÉTICA CONCHAL
ANÁLISE DA PROFUNDIDADE DA CONCHA DE ORELHAS PROEMINENTES NO
PRÉ E PÓS-OPERATÓRIO DE OTOPLASTIA
*(ANALYSIS OF THE DEPTH OF THE CONCHA OF PROMINENT EARS IN THE
PRE AND POST-OPERATIVE OF OTOPLASTY)* 109
Julian Pablo Stavarengo ■ Romulo Gomes Fontanella ■ Caio Marcio Correia Soares
   Resumo 109
   Material e Métodos 109
   Resultados 110
   Discussão 122
   Conclusão 123
   Agradecimentos 123
   Referências Bibliográficas 123

Anexo II
OTOPLASTIA BASEADA EM EVIDÊNCIA EM RELAÇÃO À UNIDADE ESTÉTICA ANGULAR
ESTUDO COMPARATIVO DA EFICÁCIA DA TÉCNICA CIRÚRGICA COM E
SEM PRESERVAÇÃO DA CARTILAGEM DA CONCHA AURICULAR NA OTOPLASTIA
ATRAVÉS DA MEDIDA DOS ÂNGULOS CEFALOAURICULAR E ESCAFOCONCHAL 125
Caio Marcio Correia Soares
   Resumo 125
   Pacientes e Métodos 126
   Resultados 129
   Discussão 135
   Conclusão 141
   Bibliografia 141

Anexo III
**OTOPLASTIA BASEADA EM EVIDÊNCIA EM RELAÇÃO
ÀS UNIDADES DOBRAS E LÓBULOS AURICULARES**
OTOPLASTIA PELA TÉCNICA ECLÉTICA: RESULTADOS E EFICÁCIA 145
Soares, C.M.C ■ Steiner, F.C.
   Resumo 145
   Materiais e Métodos 145
   Resultados 146
   Discussão 153
   Conclusão 154
   Referências Bibliográficas 155

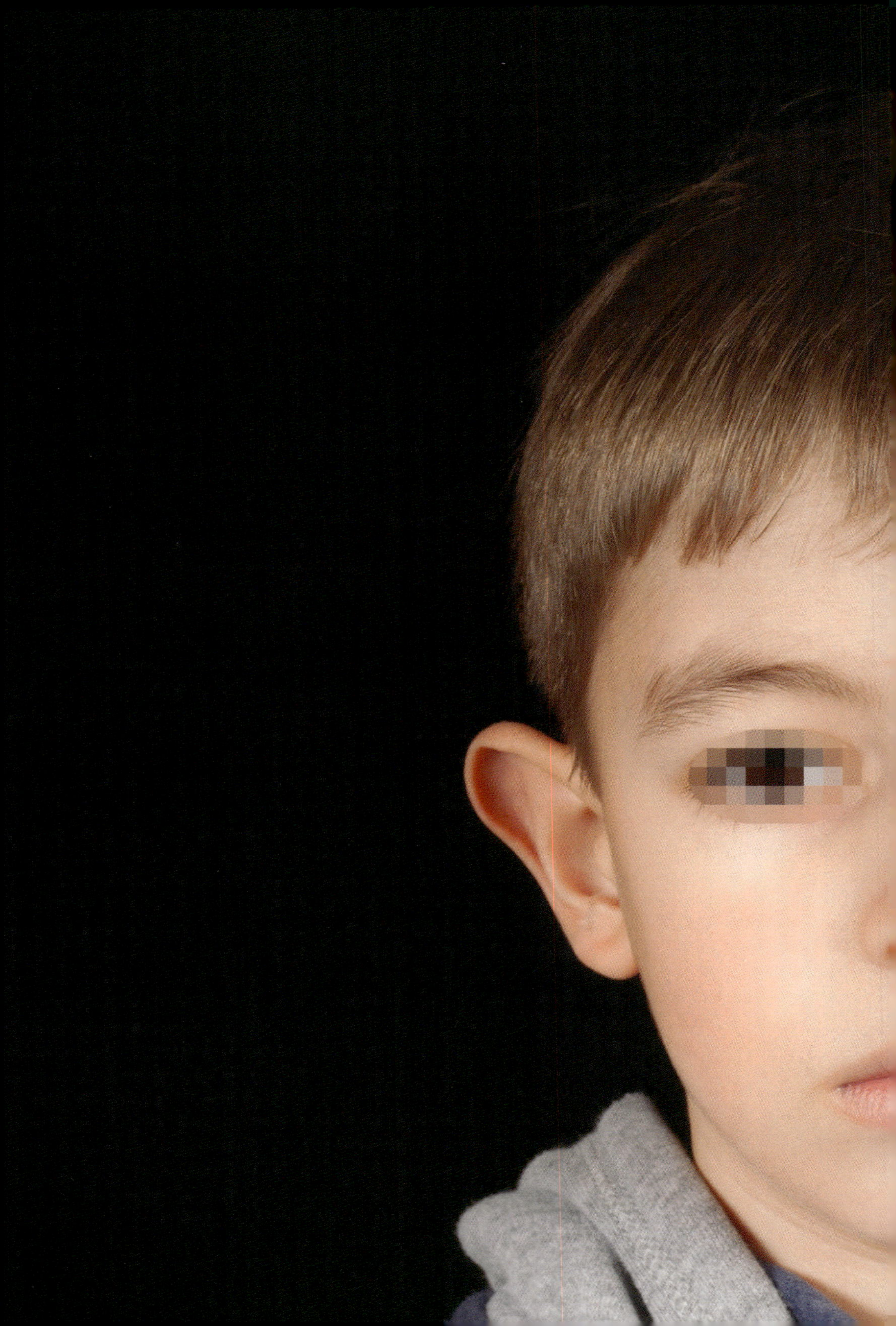

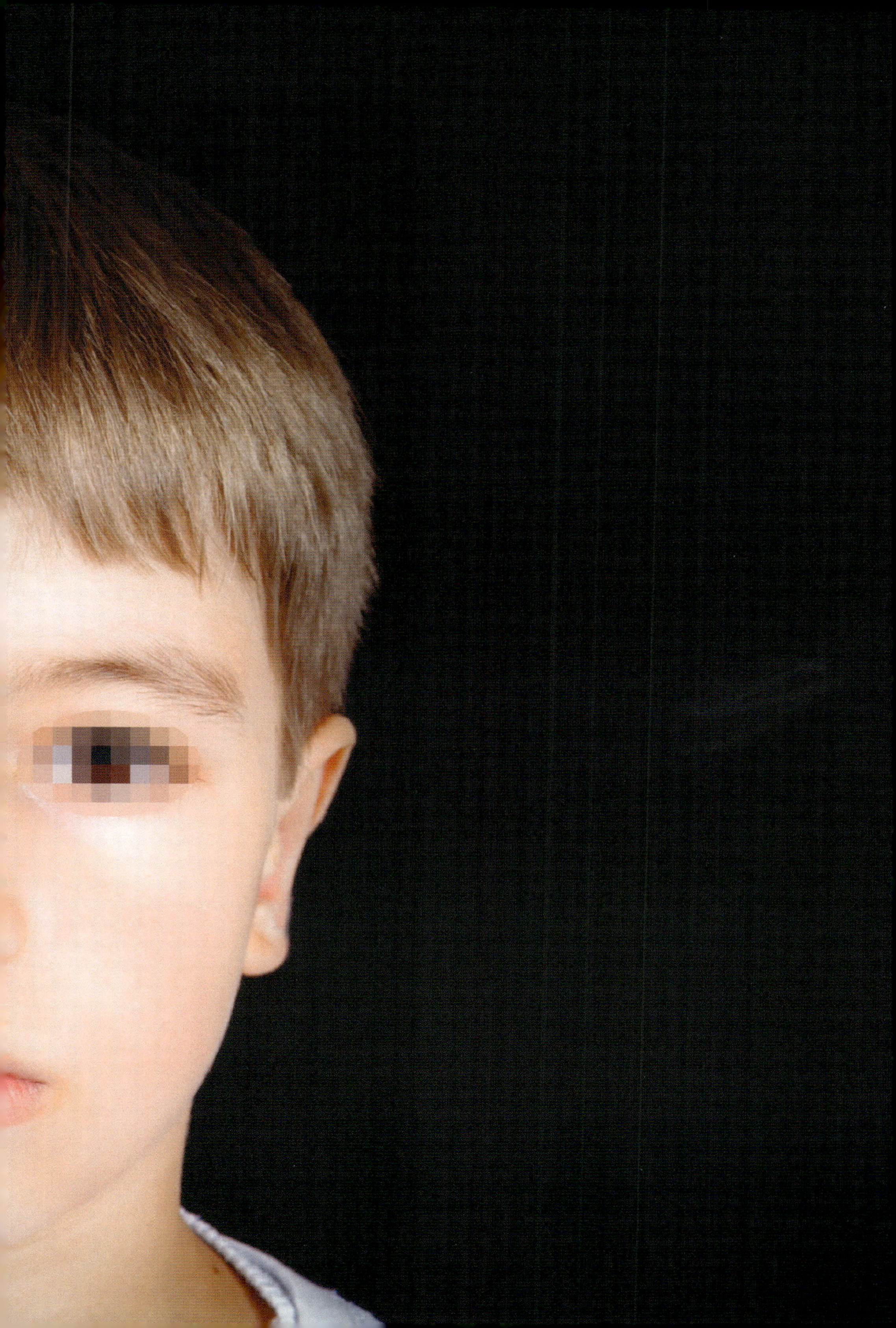

INTRODUÇÃO

INTRODUÇÃO

Anomalias congênitas da orelha externa não são uma raridade: aparecem em cerca de 5% da população mundial.[1] Por ser um defeito facial aparente, costumam acarretar problemas psicológicos nos portadores. Entre as anomalias encontradas com mais frequência estão a má-formação da anti-hélice e o excesso de concha – nas duas situações, o pavilhão auricular fica muito saliente, tornando muito visível a deformidade. Na infância, por exemplo, as crianças tornam-se alvos de provocações dos colegas; na adolescência, a deformidade estética pode se acentuar, agravando dúvidas, complexos e medos numa fase de transformações psíquicas, fisiológicas e sociais da vida.

A primeira descrição da correção cirúrgica foi feita em 1881 por Ely.[2] Muitas das técnicas utilizadas neste período consistiam apenas na ressecção de pele, com resultados desapontadores a longo prazo.[3] Foi Luckett, em 1910, o primeiro a diagnosticar a má-formação da anti-hélice nas orelhas proeminentes.[4] Mais tarde, no início da década de 1950, importantes contribuições foram dadas por Becker, Converse, Mustardé, Chongchet e Stenstrom.[4] Desde então, inúmeras técnicas cirúrgicas têm sido descritas para correção de orelhas proeminentes, todas buscando um resultado final mais eficiente, natural e duradouro.

As técnicas podem ser divididas em duas categorias: aquelas com conservação da cartilagem e aquelas em que há a interrupção da mesma.[5] Técnicas com ressecção de cartilagem têm como objetivo eliminar a memória da cartilagem para modificação da forma das orelhas; entretanto, elas podem levar a assimetrias;[6] já aquelas com conservação da cartilagem são baseadas na técnica de Mustardé, procedimento em que três ou quatro pontos horizontais são fixados para confecção da nova anti-hélice. Essas técnicas são mais conservadoras quando comparadas às de ressecção de cartilagem, porém têm maiores taxas de recidiva, podendo haver necessidade de revisão cirúrgica.[6]

EMBRIOLOGIA

EMBRIOLOGIA

É necessário relembrar aspectos embriológicos e anatômico-fisiológicos básicos da orelha externa. Ela se origina a partir do placoide ótico, formado na terceira semana de gestação. O pavilhão é derivado do mesoderma do primeiro e segundo arcos branquiais. O primeiro arco dá origem ao trágus, e o segundo, às demais estruturas do pavilhão. O crescimento das seis protuberâncias de His, que ocorre na sexta semana de gestação, é responsável pelo desenvolvimento da orelha. As seis estruturas que derivam dessas protuberâncias são as seguintes: trágus, *crus* da hélice, hélice, anti-hélice, antitrágus e lóbulo.[1] Durante o desenvolvimento fetal, essas estruturas rodam, fundem-se e migram no sentido dorsal e superior. A fusão ocorre na décima segunda semana de gestação. A concha é originária da ectoderme do primeiro arco branquial. A formação de cartilagem tem início na sétima semana. A anti-hélice atinge seu formato final entre a décima segunda e décima sexta semanas. A hélice completa seu desenvolvimento até os cinco anos de idade.[7]

As anormalidades morfológicas da orelha externa parecem estar presentes antes do final do primeiro trimestre de gestação, e, na maioria das vezes, a herança é autossômica dominante.[7]

ANATOMIA

ANATOMIA

O pavilhão auricular é formado de cartilagem fibroelástica coberta por fina camada de pele. Anteriormente, a pele é aderida diretamente ao pericôndrio; posteriormente, há uma fina camada de tecido conjuntivo frouxo entre a pele e a cartilagem. O lóbulo não possui cartilagem. A concha é dividida em duas concavidades: a inferior, que é o *cavum*; e, acima, a superior, que é a cimba.

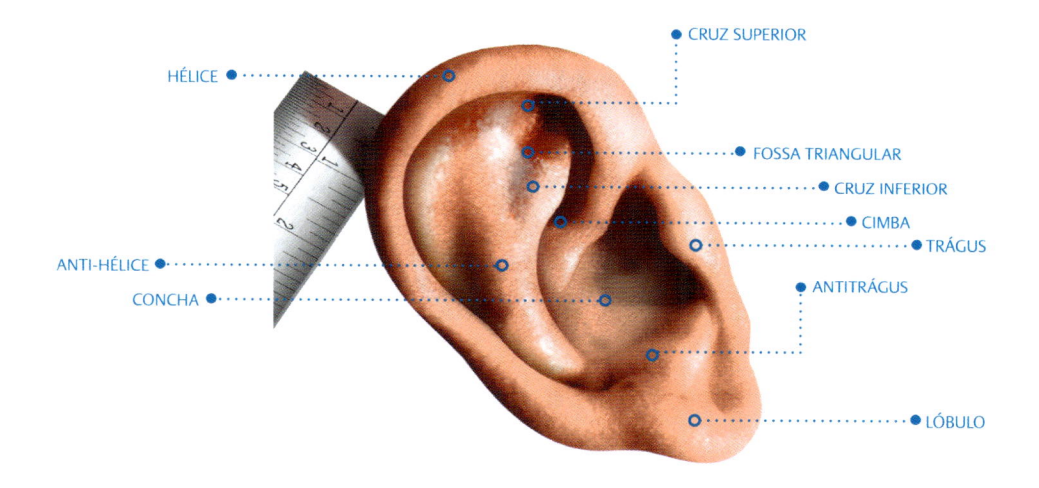

Anatomia do pavilhão auditivo. Observar a relação entre a cartilagem e a pele.

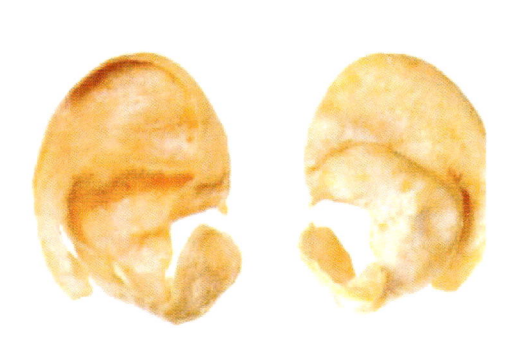

A cartilagem auricular é sustentada por músculos e ligamentos. Entre os músculos intrínsecos estão o músculo maior e menor da hélice, do trágus e do antitrágus, o músculo transverso e oblíquo. Os músculos extrínsecos são os auriculares anterior, superior e posterior. A cartilagem possui três ligamentos que a fixam ao crânio, e o ligamento anterior fixa a hélice e o trágus ao processo zigomático do osso temporal. A porção anterior do conduto auditivo externo é livre de cartilagem, porém está ancorada por um ligamento que passa do trágus à hélice.[5]

OTOPLASTIA

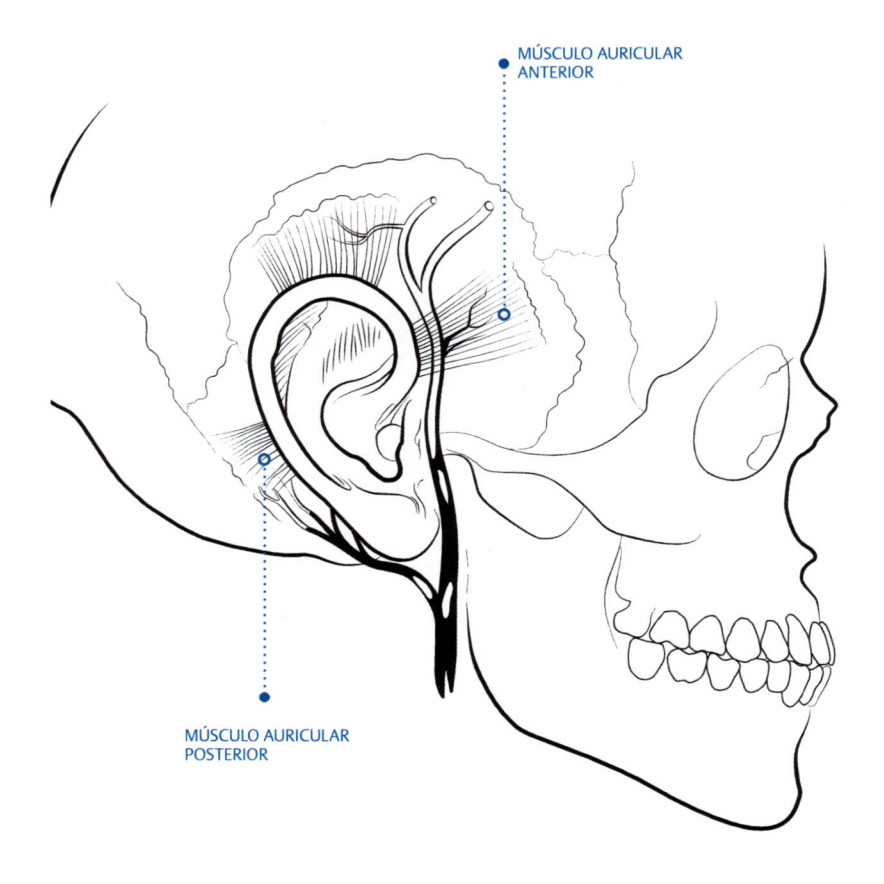

MÚSCULO AURICULAR ANTERIOR

MÚSCULO AURICULAR POSTERIOR

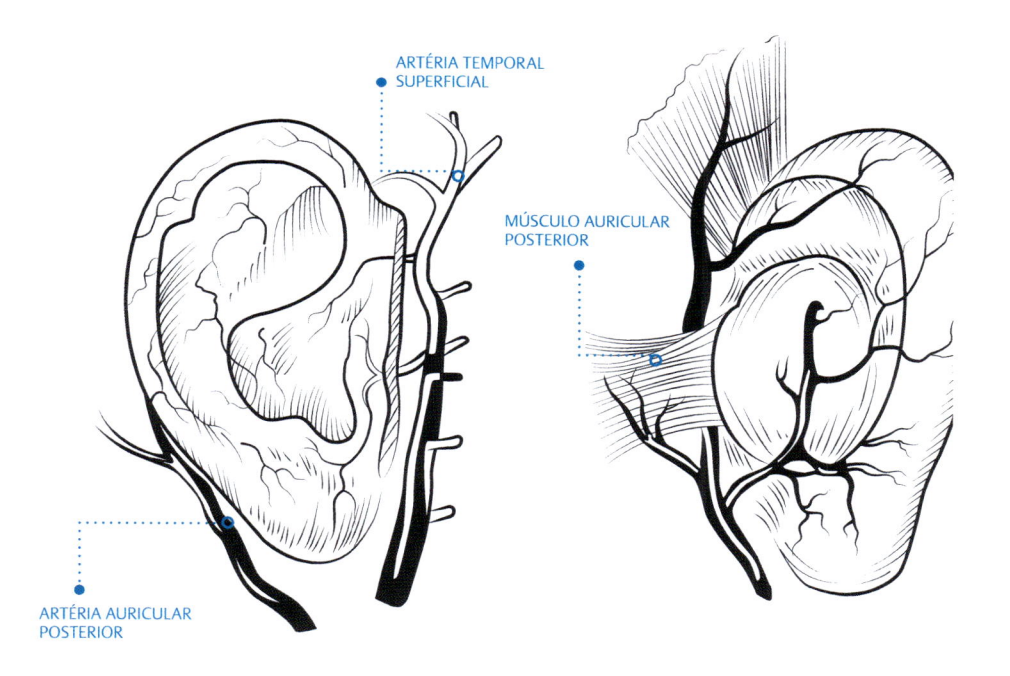

ANATOMIA

ARTÉRIA TEMPORAL SUPERFICIAL

MÚSCULO AURICULAR POSTERIOR

ARTÉRIA AURICULAR POSTERIOR

Muscúlos extrínsicos e vascularização do pavilhão auricular.

A vascularização da orelha externa é derivada de ramos da artéria carótida externa, incluindo as artérias superficial temporal, auricular posterior e occipital. A drenagem venosa segue pelas veias auricular posterior, jugular externa, temporal superficial e retromandibulares. A drenagem linfática direciona-se aos linfonodos pré-auriculares e periparotídeos e à cadeia cervical superior. A inervação sensorial é proveniente do nervo auriculotemporal (v3), auricular magno, ramos do facial (temporal e posterior auricular), IX e X (nervo de Arnold).

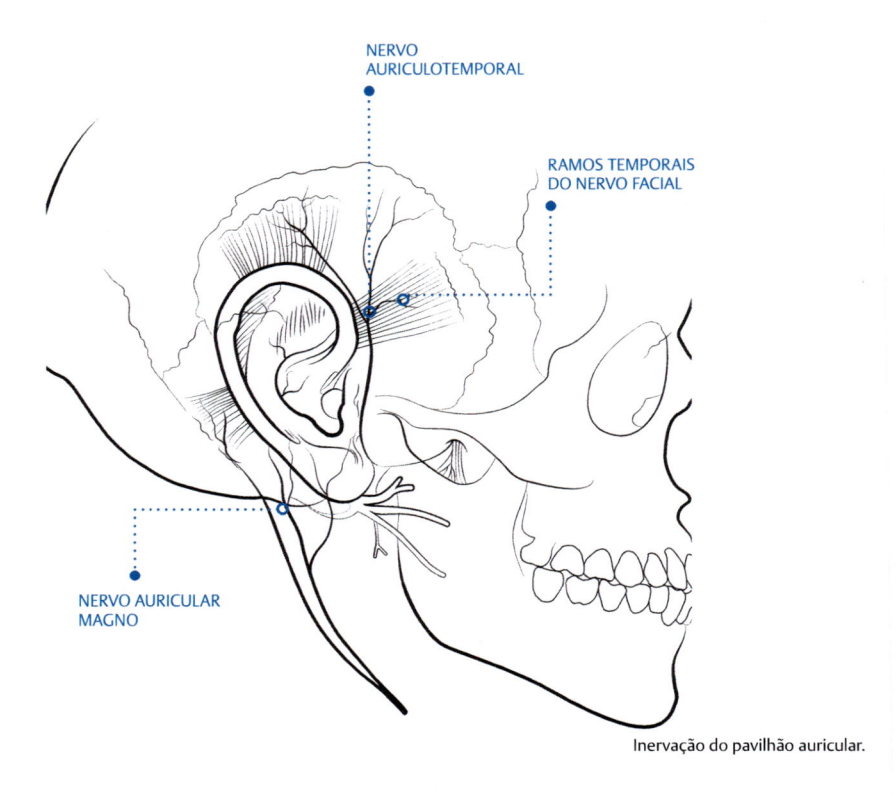

Inervação do pavilhão auricular.

Oitenta e cinco por cento do crescimento auricular é estabelecido até os três anos de idade, e entre 90% e 95% do tamanho adulto da orelha é alcançado aos cinco anos. A orelha deve protruir em torno de 20 a 30 graus do crânio. A medida vertical do pavilhão é de aproximadamente 5 a 6 centímetros e a largura representa 55% do comprimento. O seu eixo longitudinal deve estar inclinado cerca de 20 graus posteriormente. A concha usualmente dista de 1 a 2 cm da pele da mastoide e seu ângulo de protrusão deve estar entre 21 a 30 graus. O ângulo concha-escafa varia entre 75 e 95 graus e, na maioria dos casos, permanece ao redor de 90 graus.

A ORELHA DEVE PROTRUIR EM TORNO DE 20 A 30 GRAUS DO CRÂNIO

ANATOMIA

Uma orelha é considerada proeminente quando o ângulo concha-escafa é maior do que 110 graus e o ângulo entre a mastoide e a concha (ângulo cefaloconchal) é superior a 40 graus e com uma protrusão maior que 3 cm.[1, 7] Ainda assim, é necessário fazer uma avaliação crítica global com a visão tridimensional para determinar a necessidade ou não de intervenção cirúrgica. No entanto, para os padrões atuais, um ângulo cefaloconchal superior a 25 graus já pode ser considerado inestético.

O AUMENTO DO ÂNGULO CEFALOCONCHAL, MAIOR QUE 25 GRAUS, JÁ PODE SER CONSIDERADO INESTÉTICO

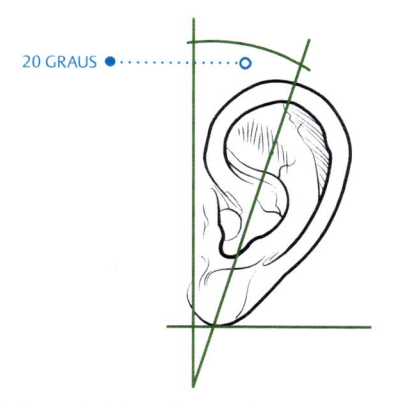

O SEU EIXO LONGITUDINAL DEVE ESTAR INCLINADO CERCA DE 20 GRAUS POSTERIORMENTE

Inclinação do eixo longitudinal do pavilhão auricular em torno de 20 graus em relação ao crânio, com linha vertical.

Na infância, a cartilagem auricular é mais fina e permite maior mobilidade durante o processo cirúrgico. Com o avanço da idade, a cartilagem perde elasticidade, apresentando, eventualmente, focos de calcificação, o que pode demandar tratamentos mais agressivos da cartilagem em adultos submetidos à otoplastia.[8, 9]

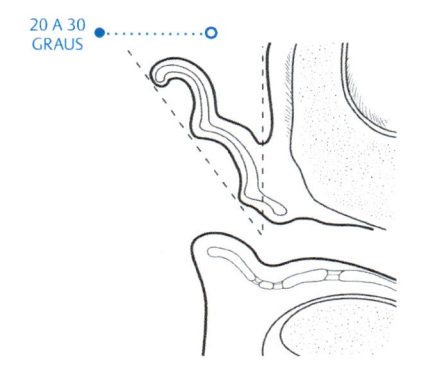

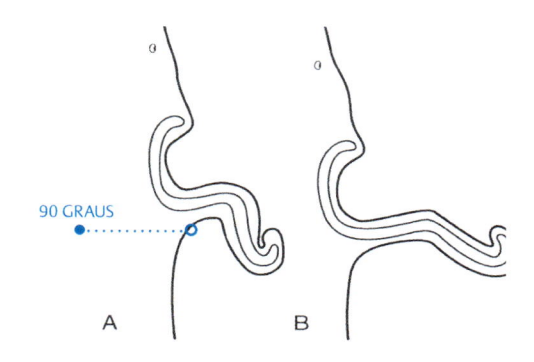

Ângulo cefaloconchal e ângulo concha-escafa.
A. Padrão adequado em torno de 90 graus.
B. Aumento do ângulo concha-escafa resultando na proeminência do pavilhão.

ABORDAGEM PRÉ-OPERATÓRIA

ABORDAGEM PRÉ-OPERATÓRIA

Considerando que o desenvolvimento da orelha externa está praticamente completo aos seis anos e que a cartilagem já adquiriu consistência e maturidade, seria possível sugerir a cirurgia a partir dessa idade. Também é importante avaliar o grau de insatisfação do paciente – e não somente considerar a preocupação e ansiedade dos pais. A idade precoce para realização da cirurgia é justificada a fim de evitar alterações psicológicas e emocionais à criança, criadas pela deformidade, apelidos e a própria anomalia estética, entre outras razões.

AVALIAÇÃO DO PACIENTE

As queixas e expectativas dos pacientes e familiares devem ser amplamente discutidas, principalmente no que diz respeito às limitações cirúrgicas e complicações pós-operatórias.
As alterações anatômicas a serem observadas e avaliadas, além da não formação da anti-hélice, são as seguintes: o superdesenvolvimento da concha, a concavidade da cruz superior da anti-hélice, a protrusão do lóbulo da orelha, a inexistência de *crus* inferior e a topografia do pavilhão. É necessário avaliar estas deformidades comparando as duas orelhas. Da mesma forma, é importante considerar a espessura da cartilagem auricular.

Além disso, na visão lateral, a inclinação do pavilhão auricular deve ser próxima de 20 graus em relação à linha vertical. Trata-se de uma linha imaginária que se inicia no topo do pavilhão auricular e termina no lóbulo. Em geral, coincide paralelamente à linha do dorso nasal. Em relação à topografia do pavilhão, a porção lateral da sobrancelha deve ficar no mesmo nível da porção mais alta do pavilhão.

Durante a avaliação, a nova orelha deve ser simulada e mostrada ao paciente e acompanhante para compreensão das reais possibilidades cirúrgicas.
A falha na observação das alterações pré-operatórias pode levar a correções malsucedidas e à insatisfação quanto ao resultado.[8]
A aplicação e a assinatura do termo de consentimento deve ser rotineira antes da cirurgia.

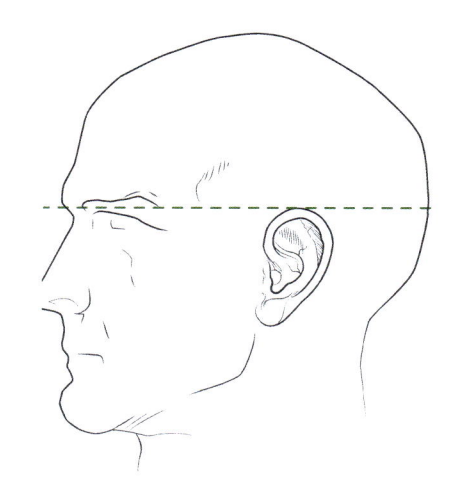

A PORÇÃO LATERAL DA SOBRANCELHA DEVE FICAR NO MESMO NÍVEL DA PORÇÃO MAIS ALTA DO PAVILHÃO

Topografia do pavilhão auricular em relação à sobrancelha.

TAMBÉM É IMPORTANTE AVALIAR O GRAU DE INSATISFAÇÃO DO PACIENTE – E NÃO SOMENTE CONSIDERAR A PREOCUPAÇÃO E ANSIEDADE DOS PAIS

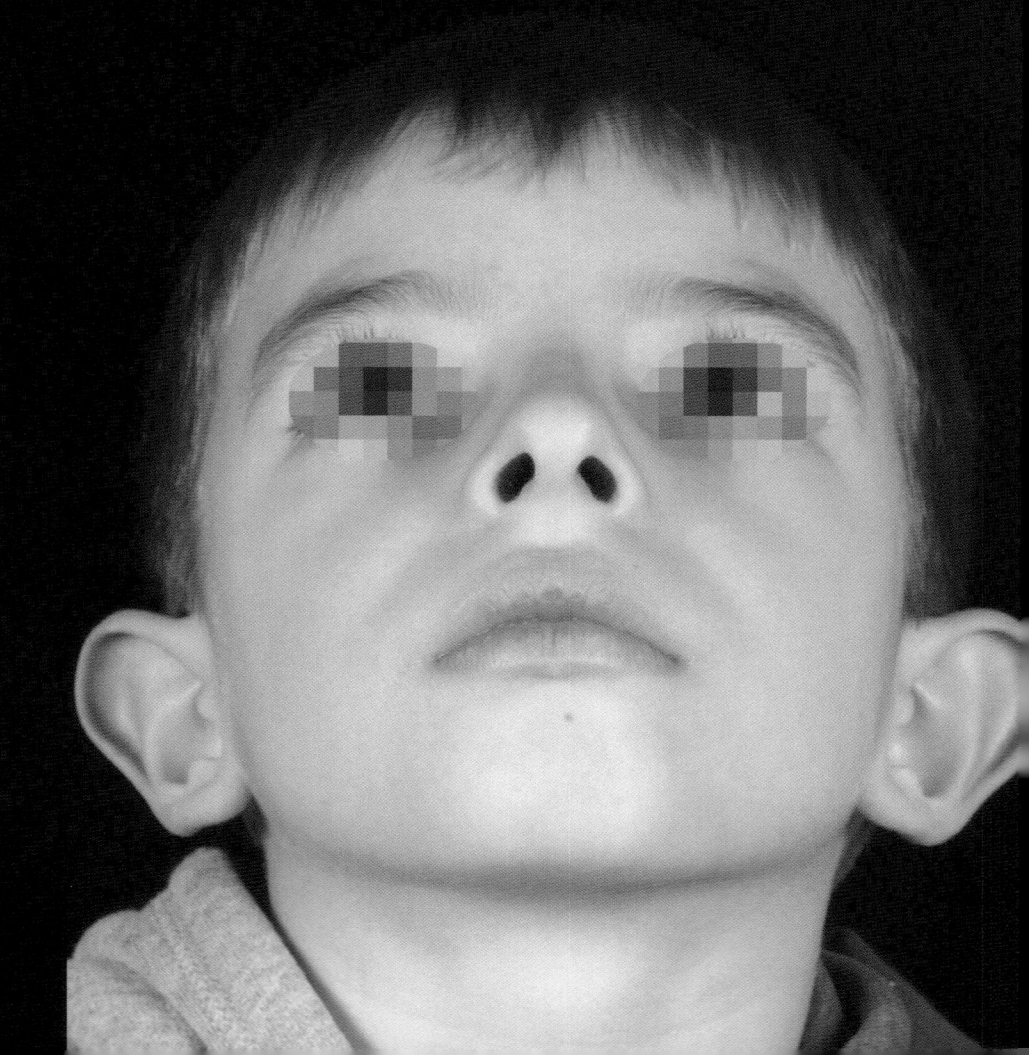

AS ALTERAÇÕES ANATÔMICAS A SEREM OBSERVADAS E AVALIADAS,
ALÉM DA NÃO FORMAÇÃO DA ANTI-HÉLICE, SÃO AS SEGUINTES: O SUPERDESENVOLVIMENTO
DA CONCHA, A CONCAVIDADE
DA CRUS SUPERIOR DA ANTI-HÉLICE, A PROTRUSÃO DO LÓBULO DA ORELHA,
A INEXISTÊNCIA DE CRUS INFERIOR E A TOPOGRAFIA DO PAVILHÃO

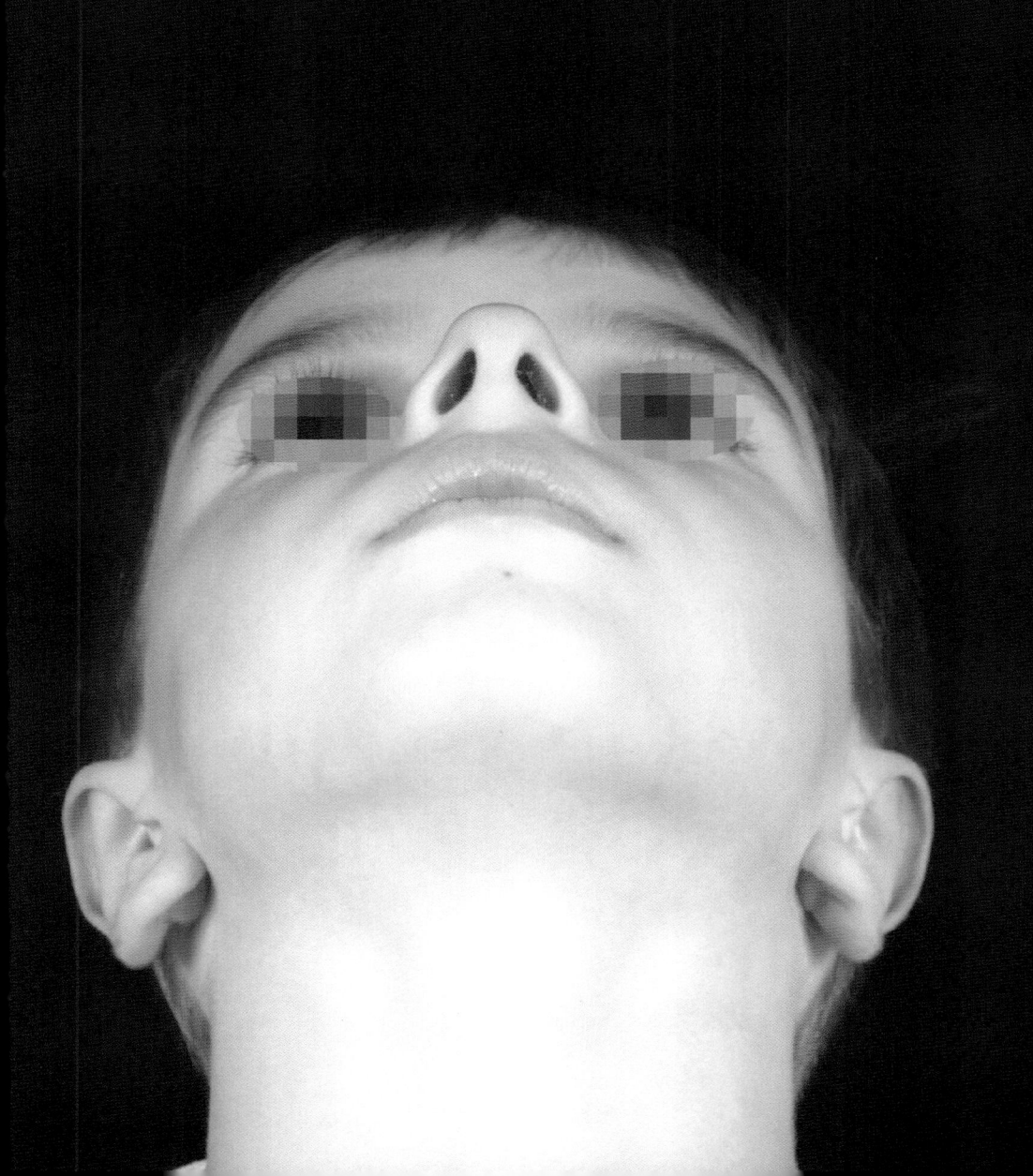

DOCUMENTAÇÃO FOTOGRÁFICA

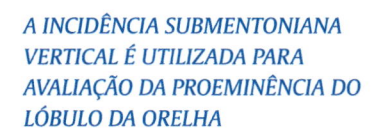

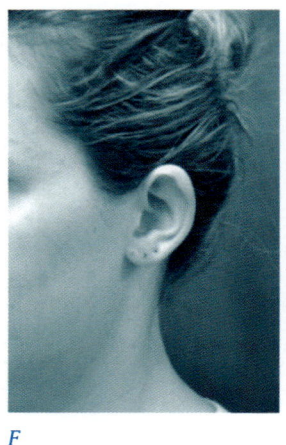

A documentação fotográfica é parte importante da abordagem pré-operatória. As fotos devem ser padronizadas. Os pacientes devem ter seus cabelos presos, estar sem maquiagem, adornos ou óculos. Devem estar posicionados à frente de um fundo liso.[10] Opta-se por um fundo azul de intensidade média por causa do contraste ideal com o tom de pele do paciente, sem ser escuro o suficiente que leve à perda de detalhes.[10] As seguintes posições devem ser registradas com foco em toda a face: anteroposterior, perfil direito, perfil esquerdo, oblíquas direita e esquerda, posteroanterior e submentoniana vertical.[11]

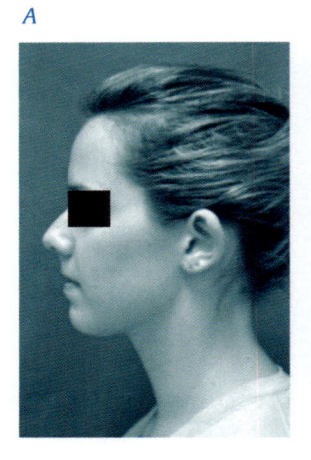

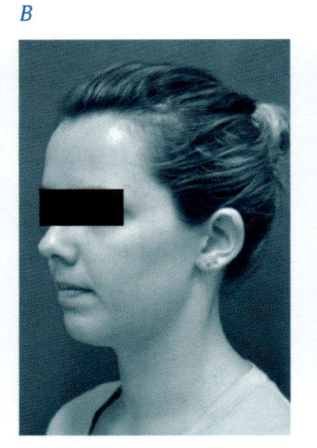

A INCIDÊNCIA SUBMENTONIANA VERTICAL É UTILIZADA PARA AVALIAÇÃO DA PROEMINÊNCIA DO LÓBULO DA ORELHA

A

B

C

F

G

Na incidência anteroposterior, o paciente deve estar olhando diretamente para a câmera com a cabeça alinhada de acordo com a linha horizontal de Frankfort, linha que parte da porção superior do conduto auditivo externo e margeia o bordo inferior da órbita. As pupilas devem estar alinhadas. A câmera deve estar posicionada na altura dos olhos do paciente.[11] A incidência posteroanterior é semelhante à anteroposterior, mas com rotação em 180 graus do paciente. E cabelos presos.

Para a documentação em perfil, o paciente permanece angulado em 90 graus, com o rosto alinhado na altura da linha de Frankfort.

A sobrancelha contralateral não deve ser visualizada.[11]

Na visão oblíqua, o paciente permanece angulado em 45 graus. A ponta do nariz deve estar alinhada com a porção lateral da face,[11] coincidindo com as pupilas direita e esquerda.

Na incidência submentoniana vertical, a cabeça deve estar inclinada para trás até a ponta do nariz alcançar o topo da glabela. Esta posição é utilizada para a avaliação da proeminência do lóbulo da orelha.[11] Caso seja necessário detalhar aspectos anatômicos mais sutis, pode-se utilizar incidências laterais e oblíquas em *close-up*.

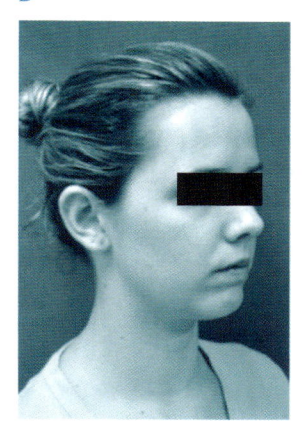

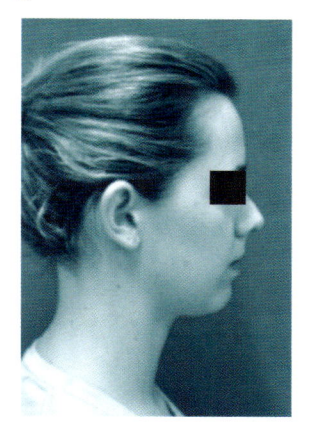

Documentação fotográfica padronizada em otoplastia.

A • Perfil lateral esquerdo
B • Oblíqua esquerda
C • Anteroposterior
D • Oblíqua direita
E • Perfil lateral direito
F • Oblíqua direita com aproximação
G • Posteroanterior
H • Submentoniana

OBJETIVOS CIRÚRGICOS

OBJETIVOS CIRÚRGICOS

DENTRE OS OBJETIVOS DA CIRURGIA, PODEMOS DESTACAR:

1. Correção dos defeitos anatômicos principais, tais como: confecção da nova anti-hélice; remoção do excesso da concha; correção do lóbulo; correção da topografia do pavilhão auricular em relação à região mastóidea.

2. A hélice deve estar posicionada lateralmente em relação à anti-hélice na visão frontal.

3. Alinhamento dos polos superior e inferior corretamente com o terço médio do pavilhão auricular.

4. A medida dos ângulos auriculocefálicos deve ser adequada aos parâmetros anatômicos estipulados.

5. O sulco retroauricular deve ser mantido sem aproximação excessiva da orelha à mastoide. Em média, a distância de aproximadamente 12 mm da região mastóidea à hélice é suficiente.

6. A simetria interaural é considerada aceitável quando as diferenças são de até 3 mm.

7. A superfície posterior deve estar livre de cicatrizes extensas, extrusões de fios ou granulomas.

8. Resultados duradouros.

TÉCNICA CIRÚRGICA

OTOPLASTIA

A anestesia local com sedação (neuroleptoanalgesia) é preferível após 12 anos de idade, contudo cada paciente deve ser avaliado em particular. Rotineiramente faz-se a antibioticoprofilaxia endovenosa com celalosporina de primeira geração antes de iniciar o procedimento cirúrgico.

SIMULAÇÃO DA NOVA ANTI-HÉLICE:
Por meio da manobra digital simula-se a posição correta da anti–hélice, em geral malformada parcial ou totalmente. A base deste passo é a correta colocação das suturas de Mustardé, que formam dois vetores de mesma direção, porém de diferentes sentidos, tendo como resultado a plicatura (dobra) da cartilagem. No mínimo três suturas são utilizadas para confeccionar a nova anti-hélice – são as suturas mestras descritas por Mustardé. Utiliza-se a marcação destes pontos com violeta de genciana.

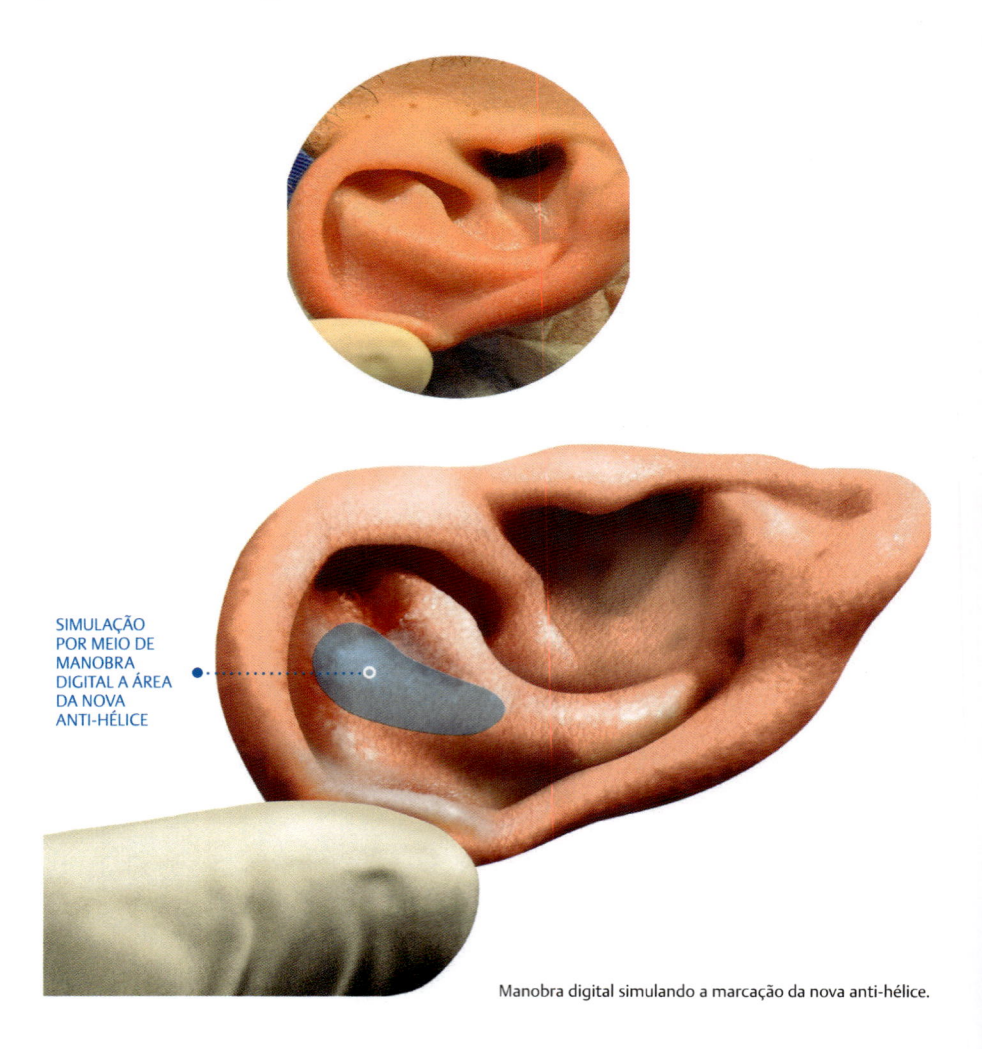

SIMULAÇÃO POR MEIO DE MANOBRA DIGITAL A ÁREA DA NOVA ANTI-HÉLICE

Manobra digital simulando a marcação da nova anti-hélice.

TÉCNICA CIRÚRGICA

IPO Otoplastia é um aplicativo que utiliza a tecnologia de Realidade aumentada para complementar o conteúdo do livro "Otoplastia em Realidade Aumentada" escrito pelo Caio Soares, MD, PhD. Nesta aplicação, você assistirá aos vídeos da cirurgia presente no livro.

Ao executar o aplicativo, é só clicar em "começar" e a câmera do seu dispositivo será ativada. A partir daí é só apontar o seu aparelho para todas as páginas que tiverem o logo das lojas Google Play e App Store.

SIMULAÇÃO DA NOVA ANTI-HÉLICE

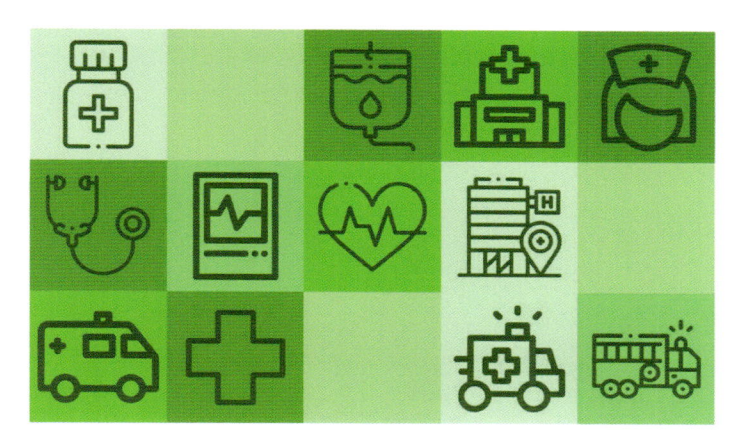

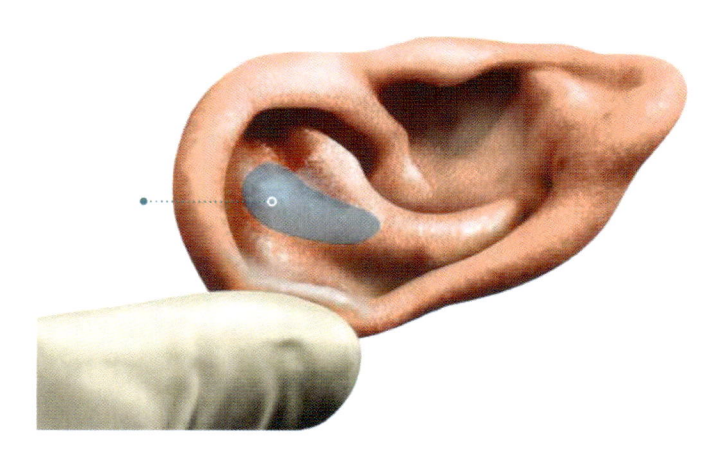

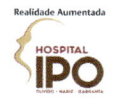

Esta página tem conteúdo em Realidade aumentada.
Acesse o app IPO Otoplastia, clique em começar. Aponte a câmera do seu smartphone ou tablet para a imagem acima.

OTOPLASTIA

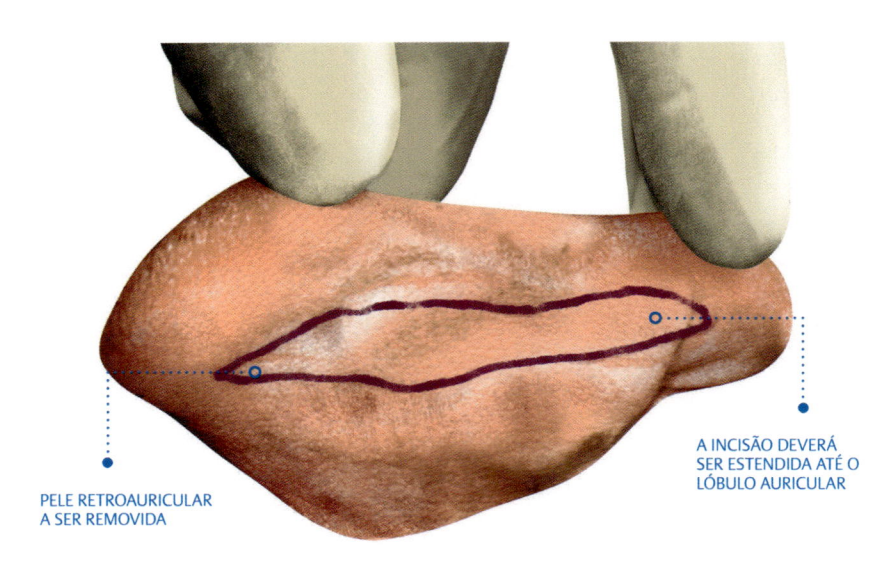

MARCAÇÃO DA PELE RETROAURICULAR:

Uma elipse de pele retroauricular é desenhada cerca de 8 a 10 mm medialmente à borda da hélice e anteriormente ao sulco retroauricular. A remoção de pele não deve ser exagerada para que a sutura possa ser realizada sem tensão e o sulco retroauricular seja preservado. Aqui, é importante verificar a posição do lóbulo, pois a incisão deverá ser estendida até o lóbulo auricular.

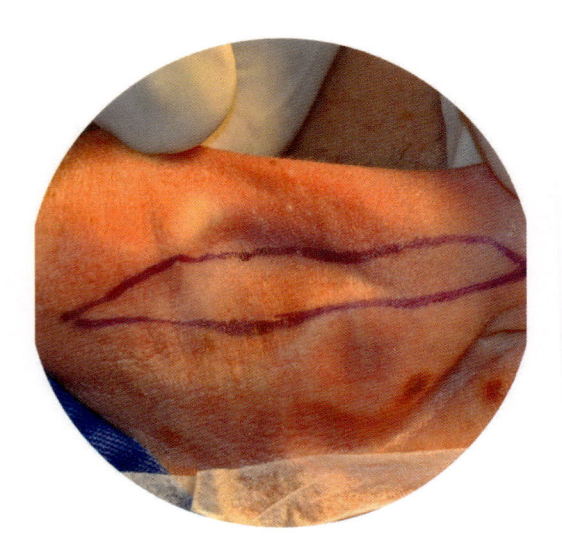

A REMOÇÃO DE PELE NÃO DEVE SER EXAGERADA

PELE RETROAURICULAR A SER REMOVIDA

A INCISÃO DEVERÁ SER ESTENDIDA ATÉ O LÓBULO AURICULAR

Marcação da pele retroauricular a ser removida.

TÉCNICA CIRÚRGICA

MARCAÇÃO DA PELE RETROAURICULAR

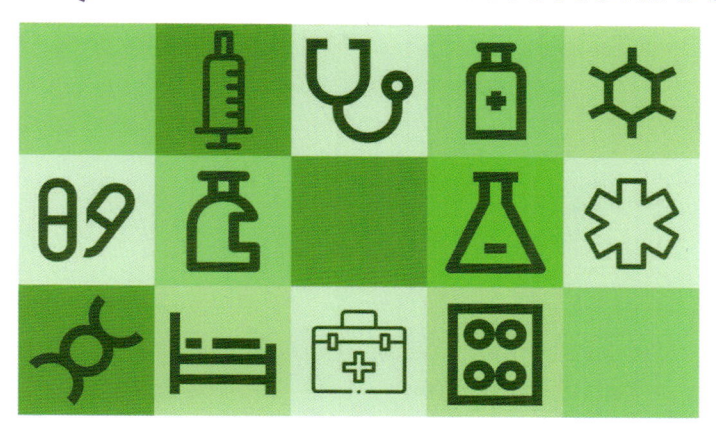

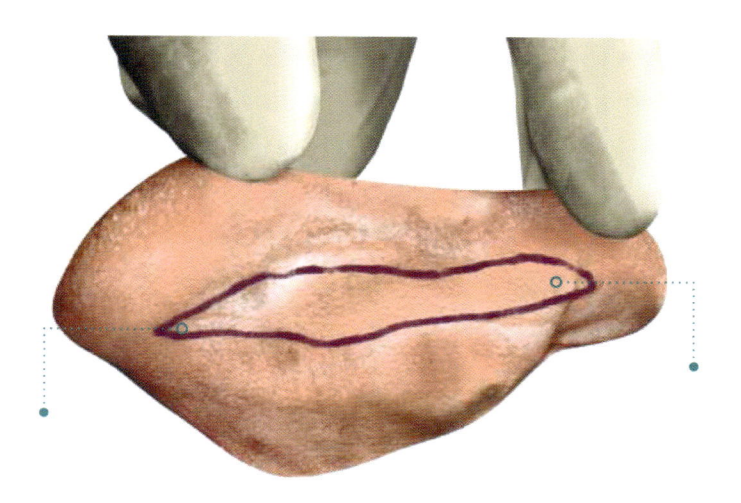

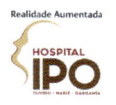

*Esta página tem conteúdo em Realidade aumentada.
Acesse o app IPO Otoplastia, clique em começar. Aponte a câmera do seu smartphone ou tablet para a imagem acima.*

INFILTRAÇÃO ANESTÉSICA:

No processo de infiltração anestésica utilizamos xilocaína a 2% com adrenalina numa diluição de 1:100.000. Inicia-se a infiltração pelo sulco retroauricular superficialmente e pela região da mastoide mais profunda. Na sequência, segue-se a infiltração na face convexa do pavilhão auricular por hidrodissecção de pele e tecido subcutâneo. Na região anterior, infiltra-se a mesma solução anestésica na região correspondente à concha, facilitando o descolamento da pele da cartilagem conchal.

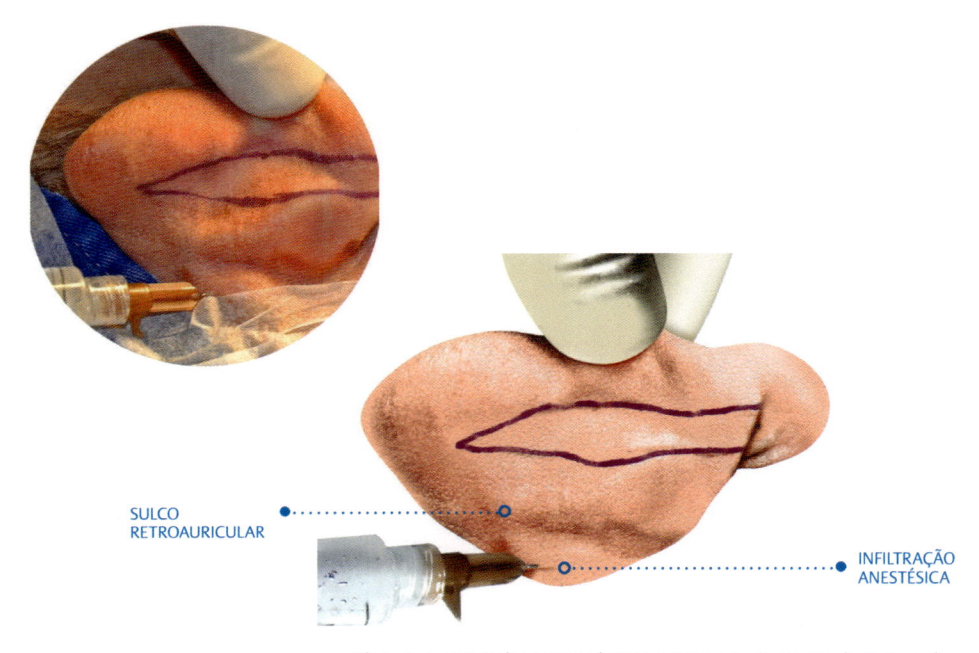

SULCO RETROAURICULAR

INFILTRAÇÃO ANESTÉSICA

Bloqueio anestésico locorregional. Visão anterior e posterior em relação à concha.

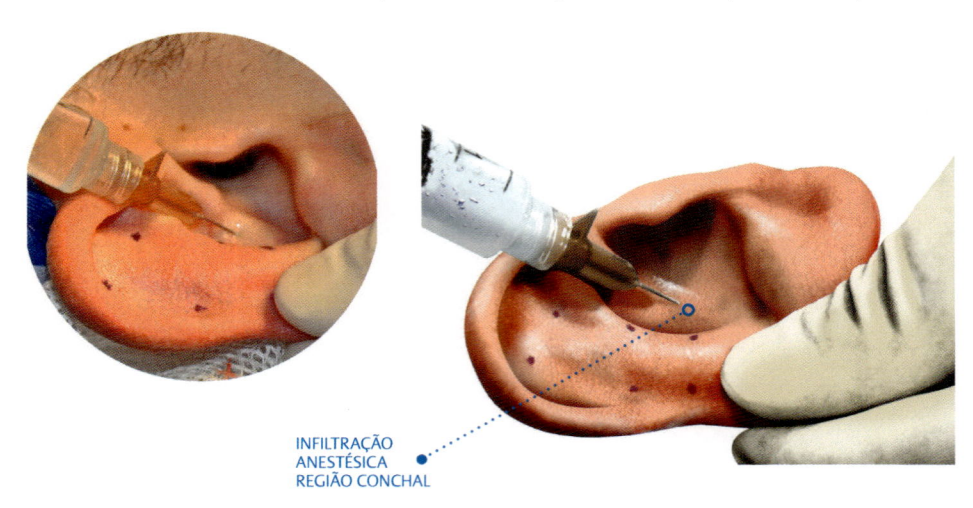

INFILTRAÇÃO ANESTÉSICA REGIÃO CONCHAL

TÉCNICA CIRÚRGICA

INFILTRAÇÃO ANESTÉSICA

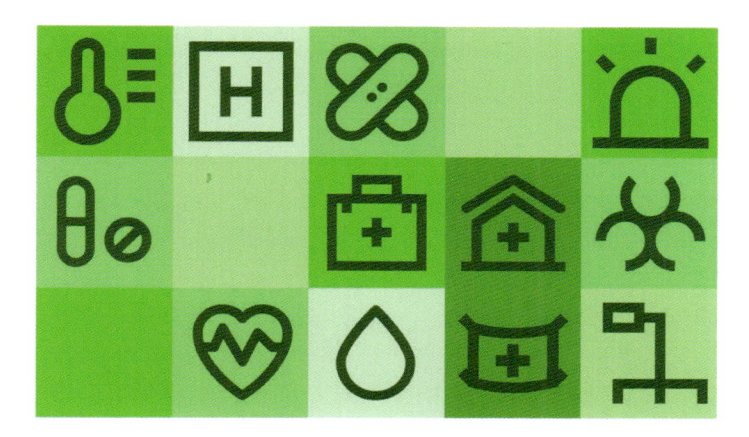

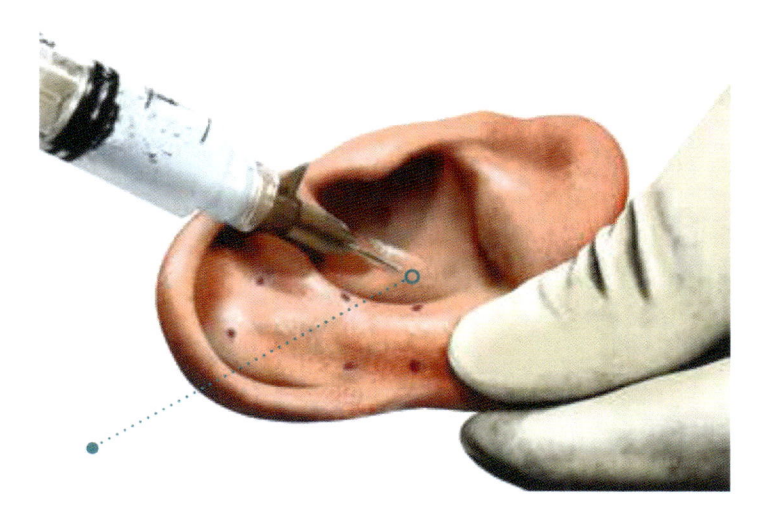

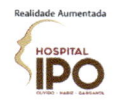

*Esta página tem conteúdo em Realidade aumentada.
Acesse o app IPO Otoplastia, clique em começar. Aponte a câmera do seu smartphone ou tablet para a imagem acima.*

MARCAÇÃO DA NOVA ANTI-HÉLICE:

Com o auxílio de uma agulha reta marcada com violeta de genciana, transfixa-se a cartilagem nos três ou quatro pontos já previamente delimitados na face anterior do pavilhão (local das suturas de Mustardé). Inicia-se na porção mais superior. Por meio da violeta de genciana tem-se a "tatuagem" provisória da nova anti-hélice, que deverá ser reforçada na face posterior.

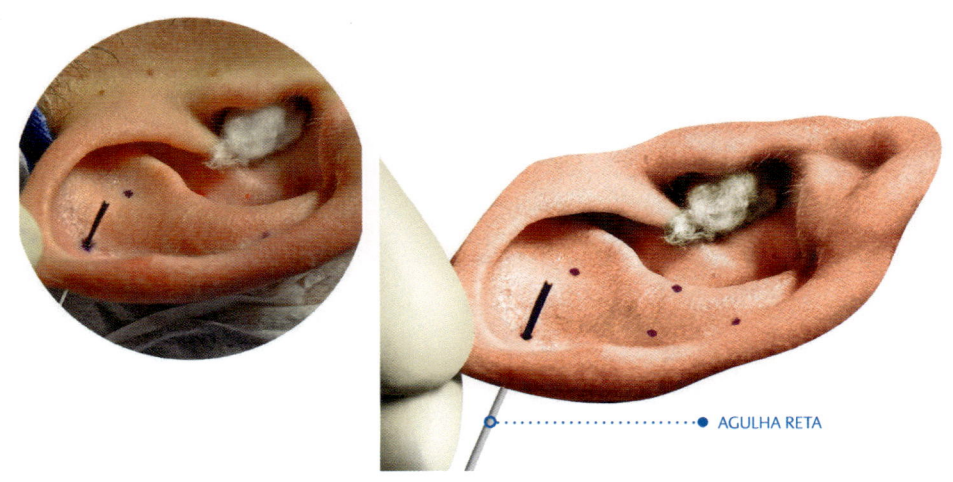

Marcação com agulha reta e violeta de genciana, delimitando as futuras suturas mestras de Mustardé.

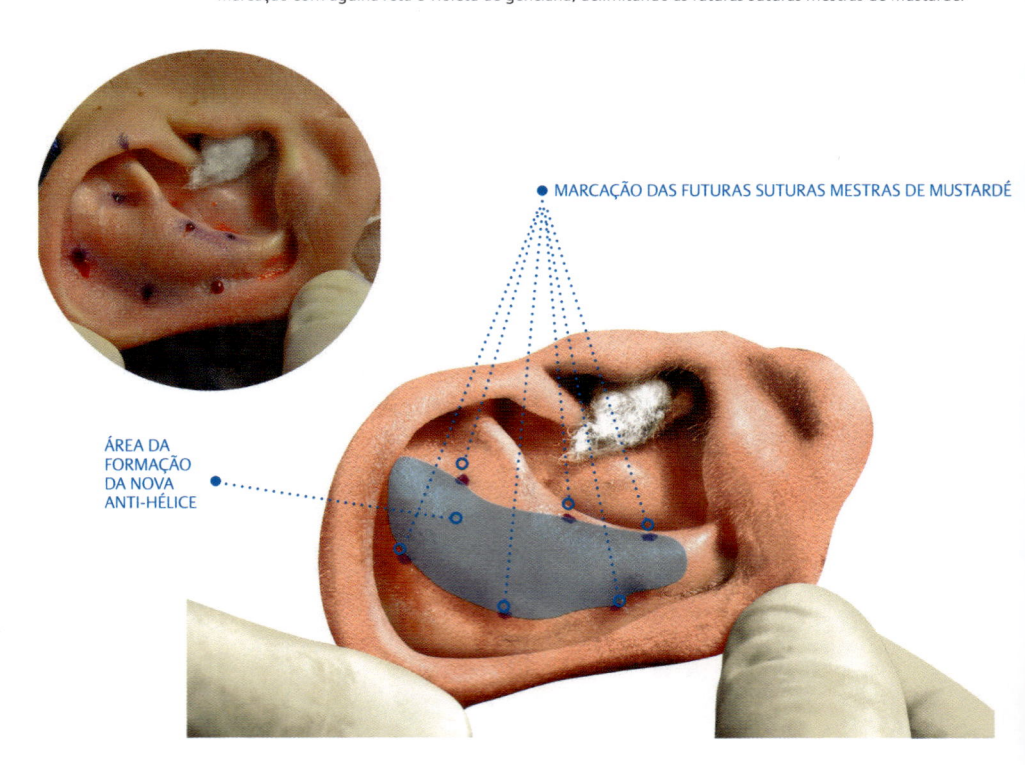

TÉCNICA CIRÚRGICA

MARCAÇÃO DA NOVA ANTI-HÉLICE

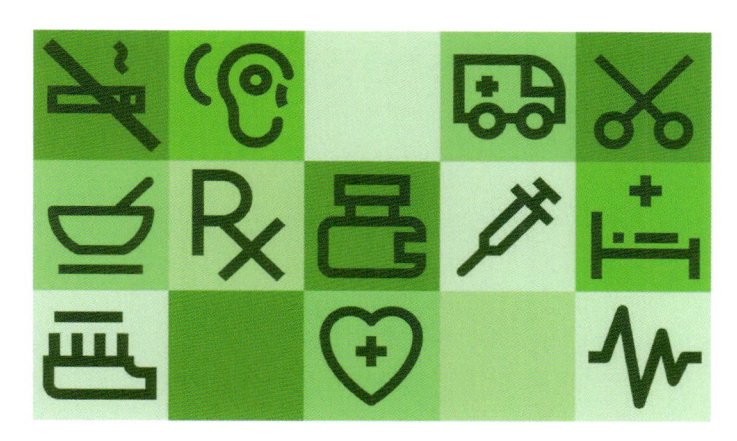

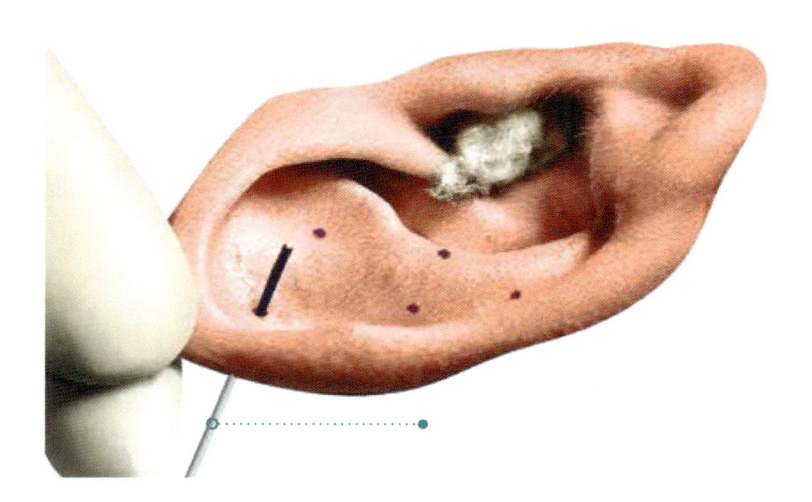

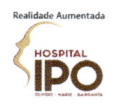

*Esta página tem conteúdo em Realidade aumentada.
Acesse o app IPO Otoplastia, clique em começar. Aponte a câmera do seu smartphone ou tablet para a imagem acima.*

INCISÃO E REMOÇÃO DA PELE RETROAURICULAR:

Com um bisturi de lâmina número 15, inicia-se a incisão e remoção da pele retroauricular inferiormente, a fim de que o sangramento não dificulte a visualização da incisão superior. O plano de dissecção será entre o tecido celular subcutâneo e o pericôndrio. Com auxílio de uma tesoura de Íris ou com o próprio bisturi, a pele pré-marcada é removida. Procede-se hemostasia cuidadosa com auxílio de cautério bipolar. Neste ponto é importante salientar a preservação do pericôndrio.

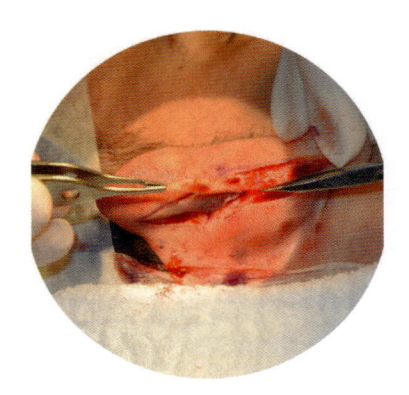

A REMOÇÃO DA PELE RETROAURICULAR DEVE SER CONSERVADORA PRESERVANDO O PERICÔNDRIO

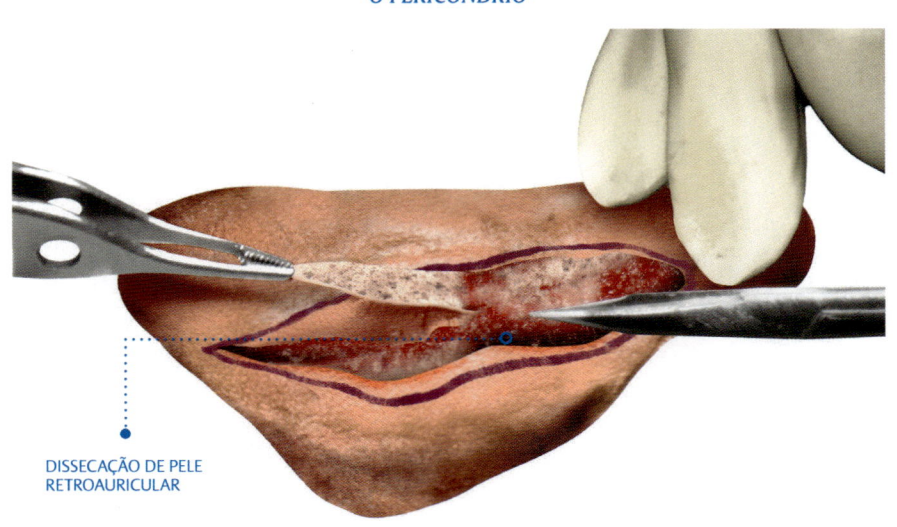

DISSECAÇÃO DE PELE RETROAURICULAR

Ressecção da pele retroauricular com preservação do pericôndrio.

TÉCNICA CIRÚRGICA

INCISÃO E REMOÇÃO DA PELE RETROAURICULAR

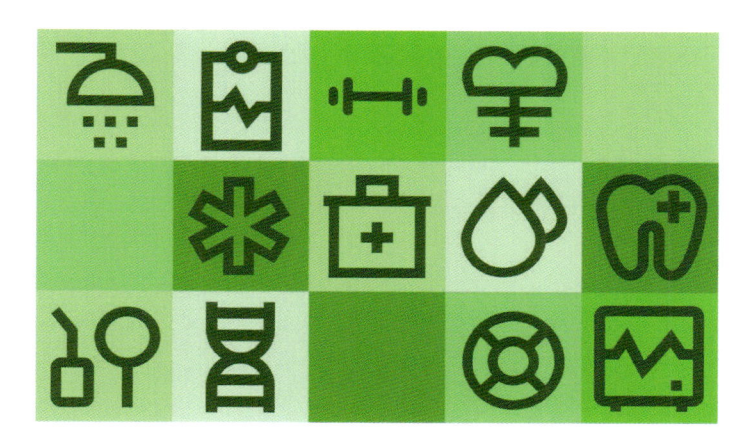

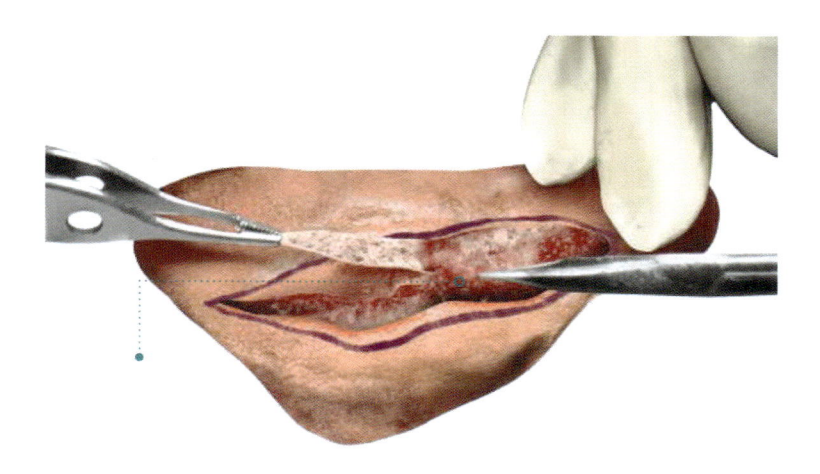

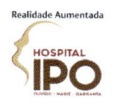

Esta página tem conteúdo em Realidade aumentada.
Acesse o app IPO Otoplastia, clique em começar. Aponte a câmera do seu smartphone ou tablet para a imagem acima.

RETALHO CUTÂNEO LATERAL:

Um retalho lateral de pele deve ser confeccionado de maneira ampla o suficiente para que seja possível a visualização do local demarcado para fixação das suturas mestras de Mustardé. Este procedimento tem o objetivo de sepultar os nós sob a pele do retalho, evitando assim as possíveis extrusões dos fios no período pós-operatório.

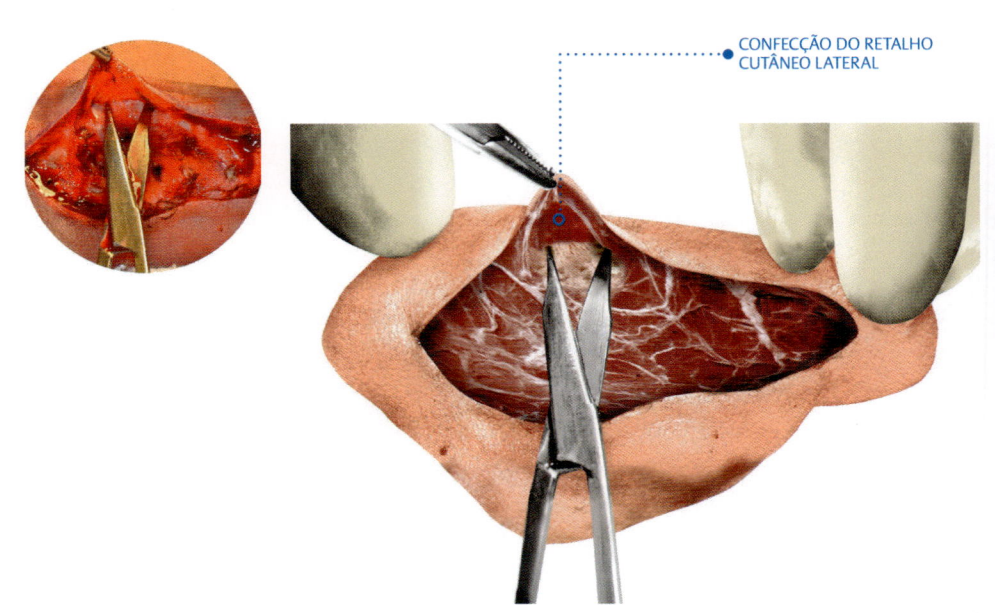

CONFECÇÃO DO RETALHO CUTÂNEO LATERAL

Confecção do retalho cutâneo lateral.

TATUAGEM

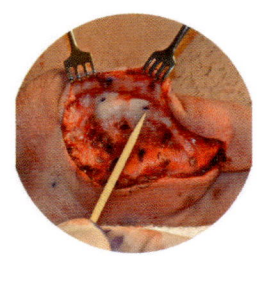

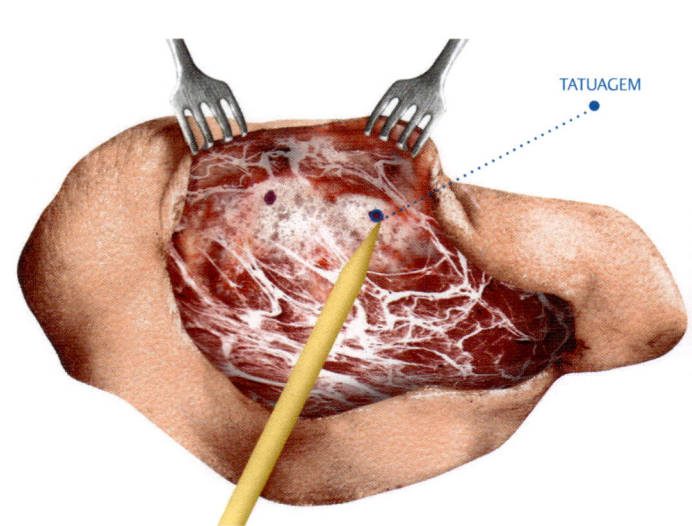

TÉCNICA CIRÚRGICA

RETALHO CUTÂNEO LATERAL

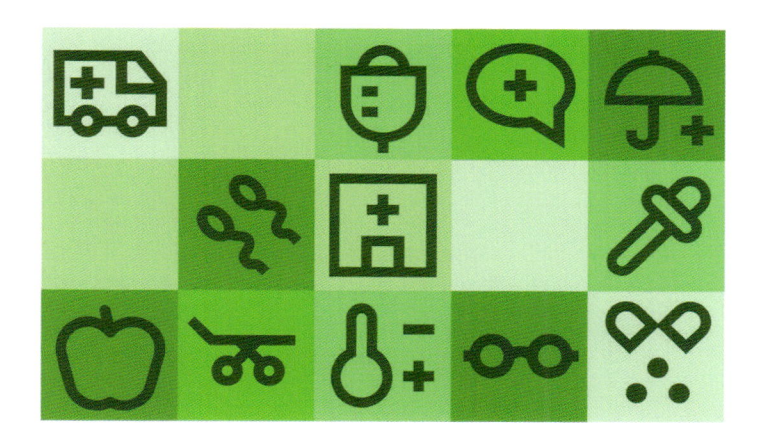

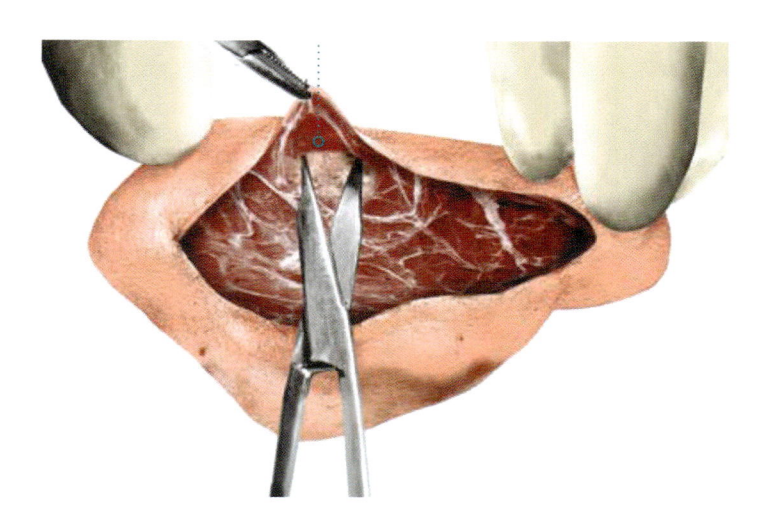

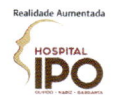

*Esta página tem conteúdo em Realidade aumentada.
Acesse o app IPO Otoplastia, clique em começar. Aponte a câmera do seu smartphone ou tablet para a imagem acima.*

RETALHO MUSCULOCUTÂNEO MEDIAL E SECÇÃO DOS LIGAMENTOS RETROAURICULARES:

Utilizando uma tesoura tipo Metzenbaum, confecciona-se um retalho de pele e músculos retroauriculares. Procede-se a secção dos ligamentos posteriores e músculos extrínsecos da orelha, tendo como limite medial o periósteo da mastoide. Após este passo, pode-se perceber que a orelha ficará solta, o que nos permite depois corrigir, por meio de suturas, a topografia do pavilhão em uma visão lateral, bem como seu retroposicionamento.

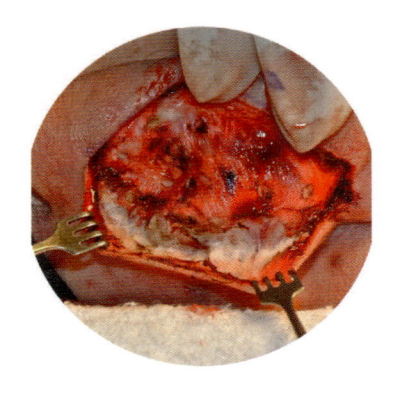

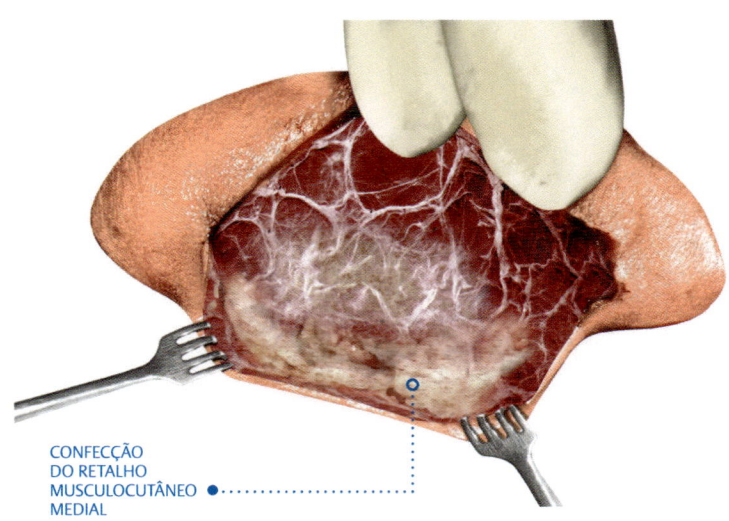

CONFECÇÃO DO RETALHO MUSCULOCUTÂNEO MEDIAL

Confecção do retalho cutâneo medial com ressecção dos ligamentos retroauriculares.

TÉCNICA CIRÚRGICA

RETALHO MUSCULOCUTÂNEO MEDIAL E SECÇÃO DOS LIGAMENTOS RETROAURICULARES

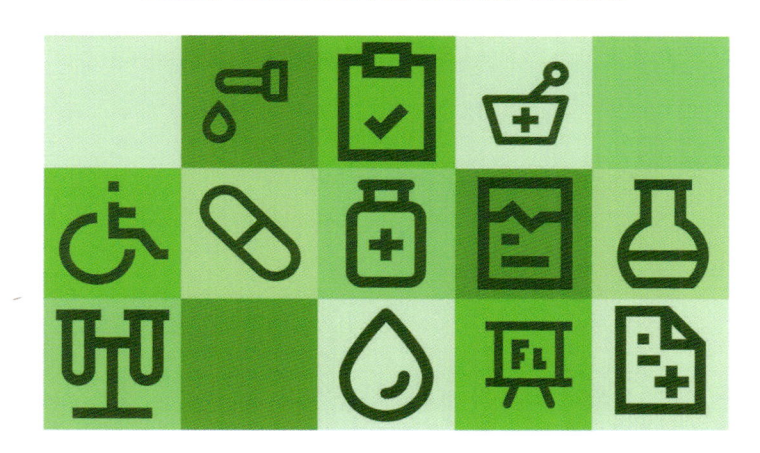

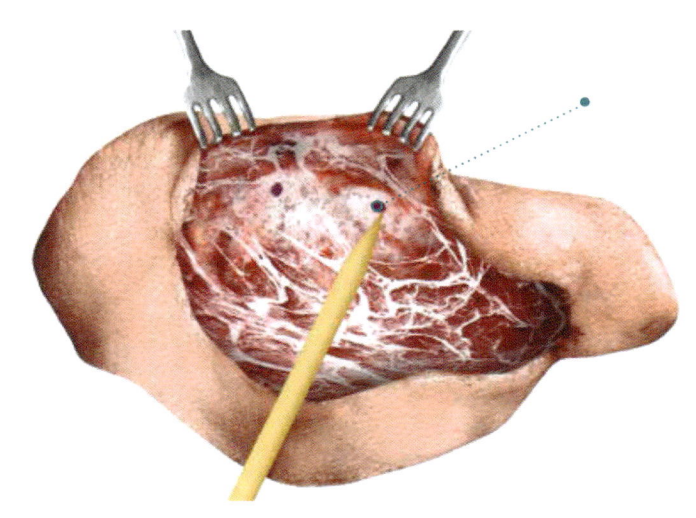

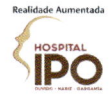

*Esta página tem conteúdo em Realidade aumentada.
Acesse o app IPO Otoplastia, clique em começar. Aponte a câmera do seu smartphone ou tablet para a imagem acima.*

49

HEMOSTASIA CUIDADOSA E REVISÃO DOS PEDÍCULOS VASCULARES:

A região posterior da orelha e a mastoide são amplamente vascularizadas. Portanto, é essencial a hemostasia com auxílio do cautério bipolar. Os pedículos vasculares posterior e inferior devem ser avaliados cuidadosamente.

TÉCNICA CIRÚRGICA

HEMOSTASIA CUIDADOSA E REVISÃO DOS PEDÍCULOS VASCULARES

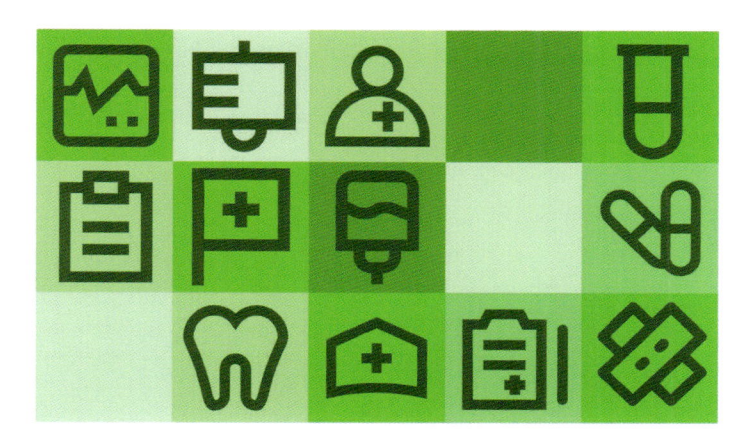

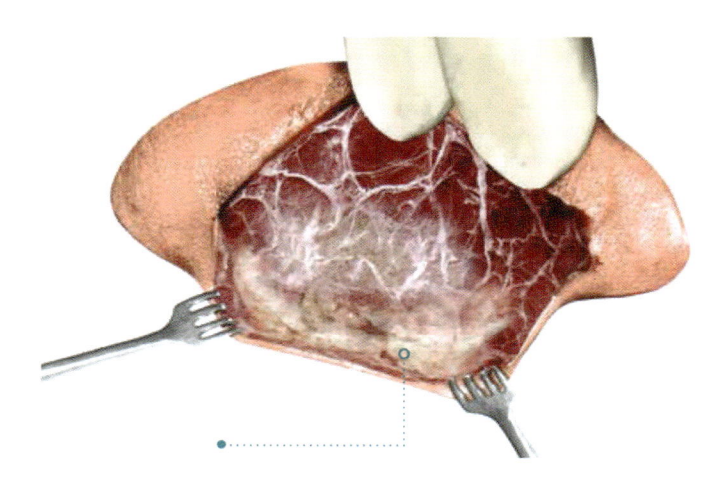

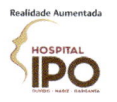

*Esta página tem conteúdo em Realidade aumentada.
Acesse o app IPO Otoplastia, clique em começar. Aponte a câmera do seu smartphone ou tablet para a imagem acima.*

REMOÇÃO DO EXCESSO DE CONCHA:

Este passo corresponde à remoção do excesso da cartilagem conchal que normalmente está superdesenvolvida. Os limites da ressecção do excesso da concha são estabelecidos por dois pontos: um superior e outro inferior. Utilizam-se duas agulhas retas para transfixar a cartilagem nestes pontos.

ÁREA DA CONCHA A SER REMOVIDA

DOBRA DA NOVA ANTI-HÉLICE

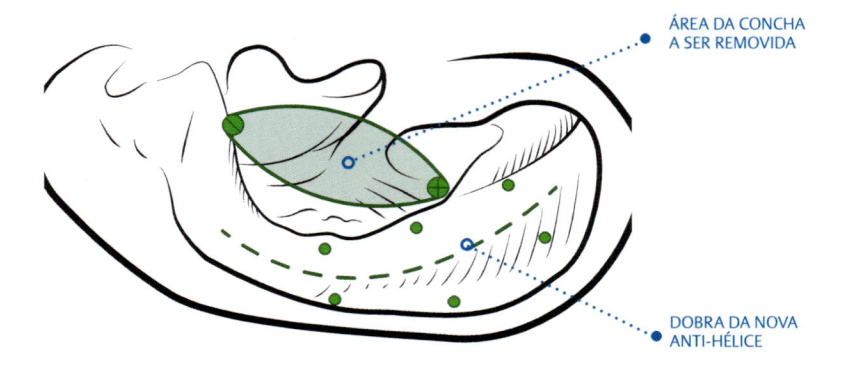

Diagrama mostrando a relação da dobra da nova anti-hélice com a quantidade de remoção de concha numa visão anterior do pavilhão auricular.

Neste momento, é importante certificar-se que o setor da cartilagem a ser removido não deve coincidir com as marcações das suturas mestras. A área a ser removida deverá ter forma elíptica e estar compreendida entre esses dois pontos. A extensão no menor eixo da elipse será proporcional à deformidade a ser corrigida. Quanto mais proeminentes as orelhas, maiores serão as remoções da concha. Utiliza-se bisturi com lâmina 15 para incisar a cartilagem. Com o auxílio de um descolador tipo Freer, pode-se facilmente dissecar a cartilagem conchal, deixando o pericôndrio aderido à pele, não prejudicando sua circulação e consequente vitalidade cutânea.

A EXTENSÃO NO MENOR EIXO DA ELIPSE SERÁ PROPORCIONAL À DEFORMIDADE A SER CORRIGIDA. QUANTO MAIS PROEMINENTES AS ORELHAS, MAIORES SERÃO AS REMOÇÕES DA CONCHA

TÉCNICA CIRÚRGICA

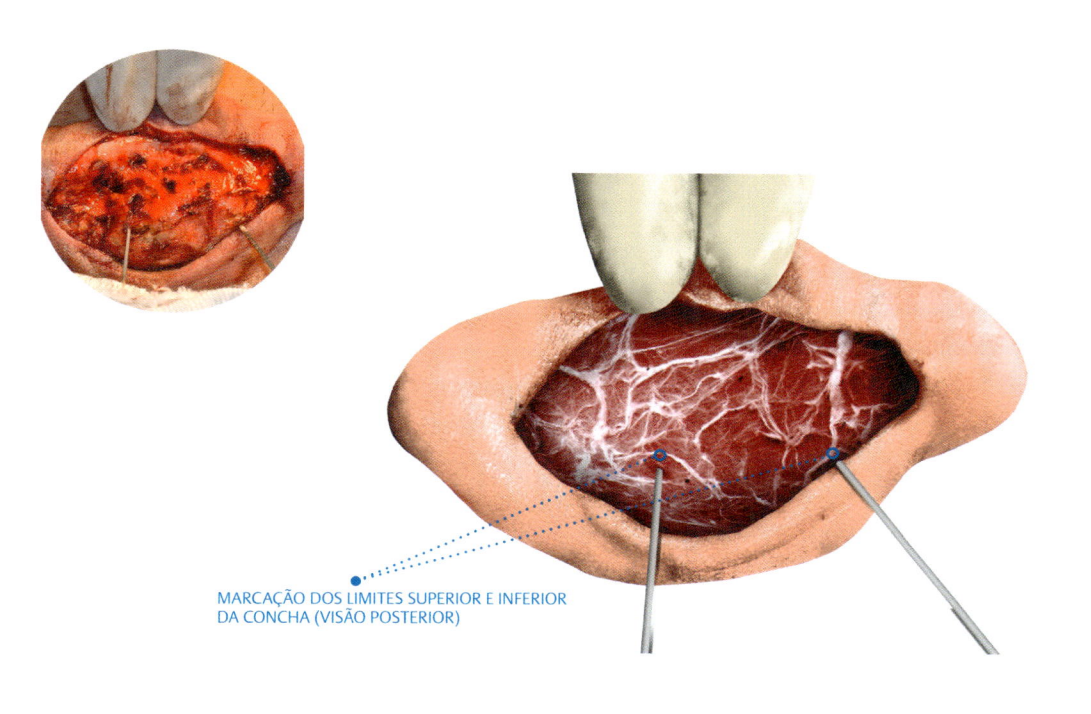

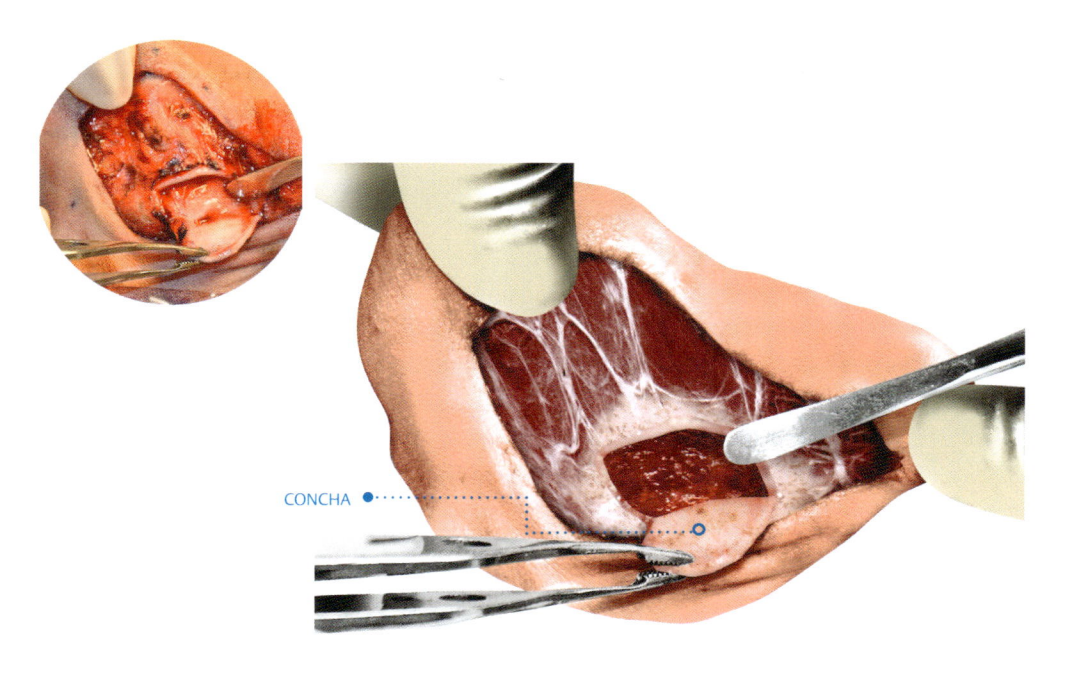

MARCAÇÃO DOS LIMITES SUPERIOR E INFERIOR DA CONCHA (VISÃO POSTERIOR)

CONCHA

OTOPLASTIA

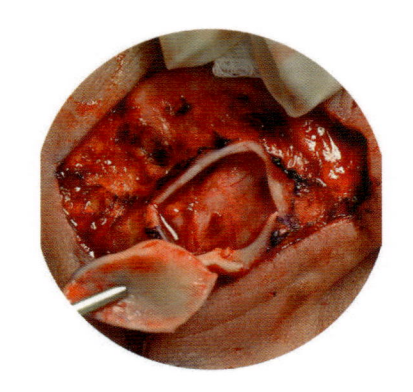

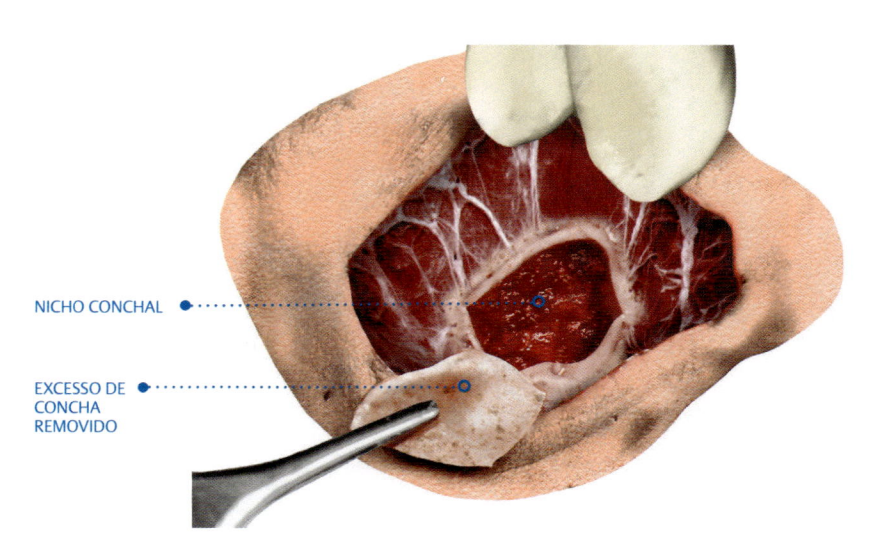

NICHO CONCHAL

EXCESSO DE
CONCHA
REMOVIDO

54

TÉCNICA CIRÚRGICA

REMOÇÃO DO EXCESSO DE CONCHA

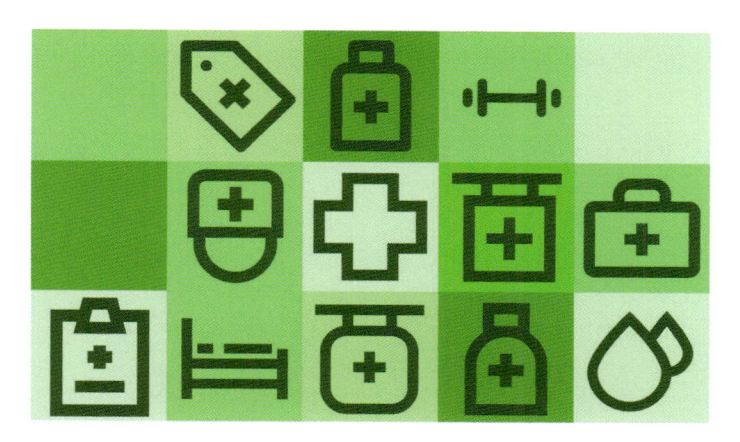

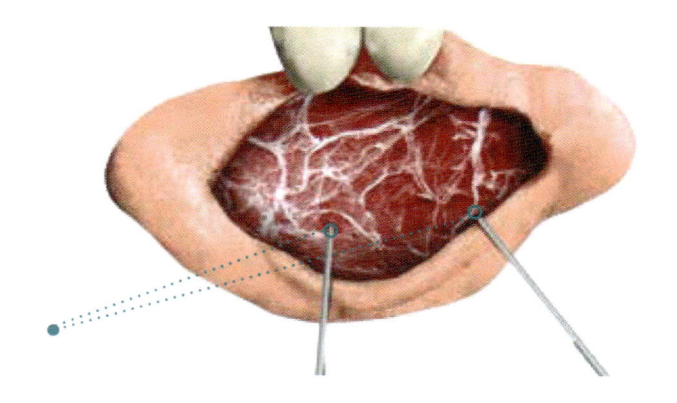

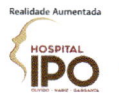

Esta página tem conteúdo em Realidade aumentada.
Acesse o app IPO Otoplastia, clique em começar. Aponte a câmera do seu smartphone ou tablet para a imagem acima.

ENFRAQUECIMENTO DA CARTILAGEM:

A área que corresponderá à nova anti-hélice deverá ser enfraquecida por meio de incisões incompletas longitudinais e transversais para efetivamente enfraquecer a cartilagem. Cuidados adicionais devem ser tomados de acordo com a espessura da cartilagem: nas muito finas, movimentos sutis para que não haja secção completa, sob o risco do aparecimento de irregularidades na porção anterior do pavilhão auricular. Cortes mais profundos devem ser considerados nas cartilagens espessas.

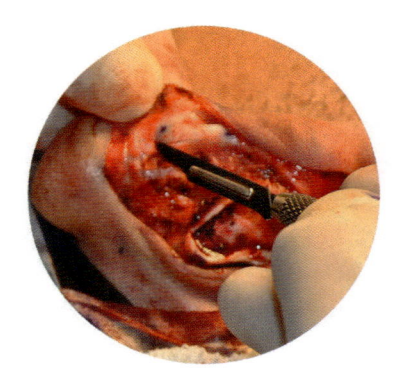

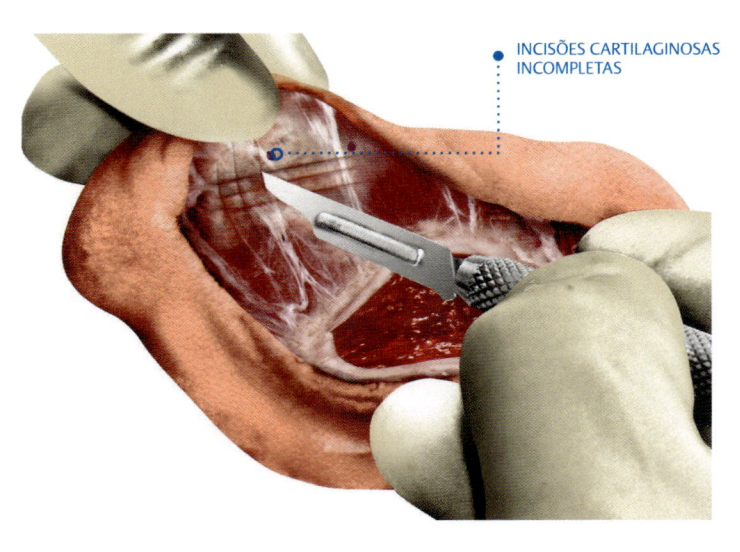

• INCISÕES CARTILAGINOSAS INCOMPLETAS

Enfraquecimento da cartilagem correspondente ao compartimento da nova anti-hélice, com incisões incompletas longitudinais e horizontais.

TÉCNICA CIRÚRGICA

ENFRAQUECIMENTO DA CARTILAGEM

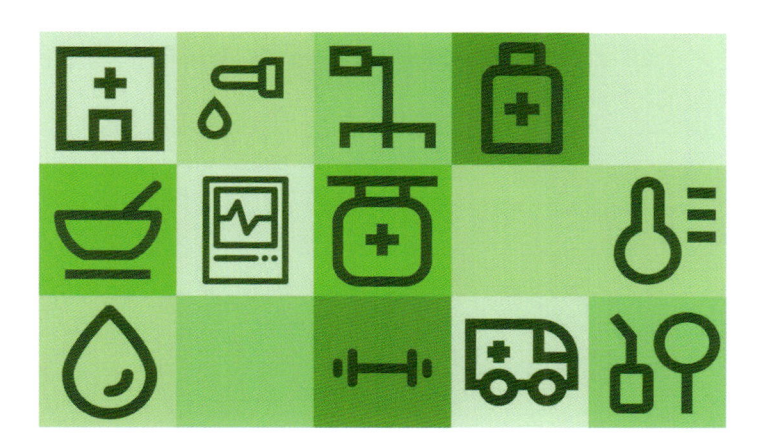

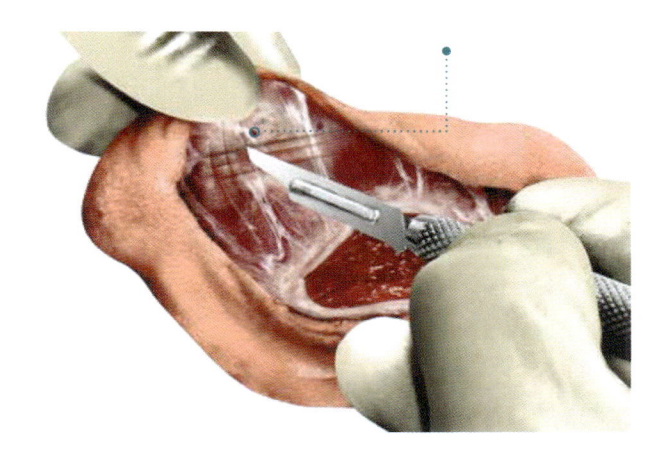

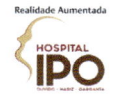

*Esta página tem conteúdo em Realidade aumentada.
Acesse o app IPO Otoplastia, clique em começar. Aponte a câmera do seu smartphone ou tablet para a imagem acima.*

SUTURAS DE MUSTARDÉ:

As suturas mestras de Mustardé são posicionadas e reparadas utilizando-se fio de *nylon*® incolor 4.0. Realizam-se suturas em forma de "U" conforme marcação prévia. A agulha desliza entre a cartilagem e a pele anterior do pavilhão auricular. Realizam–se três ou quatro suturas, conforme espessura cartilaginosa: nas cartilagens mais finas, três suturas são necessárias; nas espessas, até quatro suturas mestras podem ser realizadas.

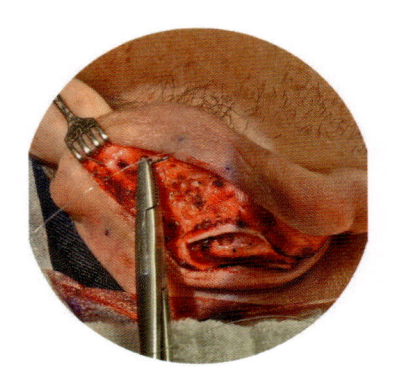

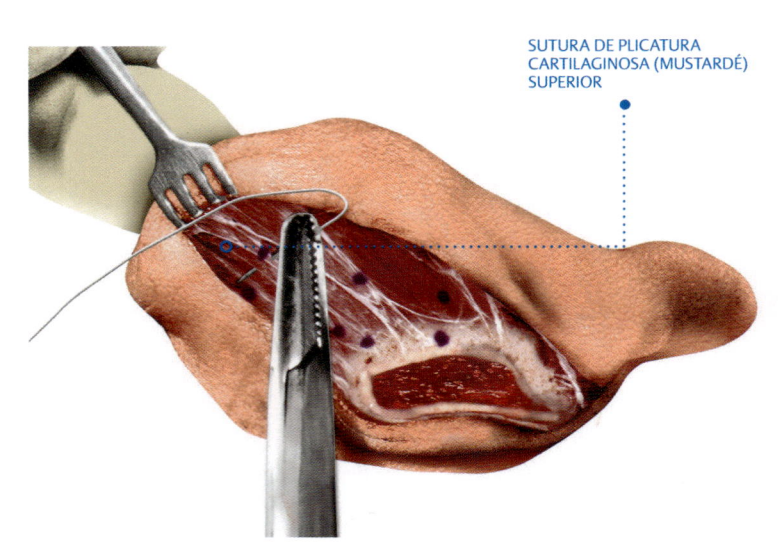

SUTURA DE PLICATURA CARTILAGINOSA (MUSTARDÉ) SUPERIOR

Confecção das suturas mestras de Mustardé em forma de "U" com fio de *nylon*® incolor 4.0.

TÉCNICA CIRÚRGICA

SUTURAS DE MUSTARDÉ

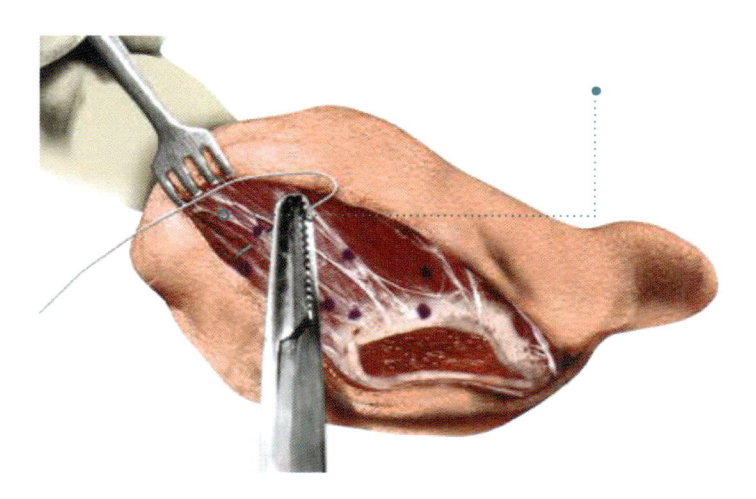

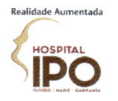

*Esta página tem conteúdo em Realidade aumentada.
Acesse o app IPO Otoplastia, clique em começar. Aponte a câmera do seu smartphone ou tablet para a imagem acima.*

FIXAÇÃO DA CONCHA NA MASTOIDE:

A fixação da concha remanescente na região mastóidea é uma etapa fundamental, pois ela permite solucionar o mau posicionamento do pavilhão auricular, propiciando seu retroposicionamento, simultaneamente, com a rotação superior. Quatro suturas com fio Vicryl® 3-0 devem ser realizadas. A primeira sutura deverá ser posicionada aproximadamente a 5 mm do vértice inferior da elipse removida, medialmente. E a segunda sutura, também a 5 mm, no vértice superior. Logo, a terceira sutura é locada no vértice inferior, lateralmente, e a quarta, na mesma distância do vértice superior. Cada sutura deve ser simulada na posição desejada. A pele, anteriormente em relação à concha, permanecerá esticada, evitando dobras cutâneas ou aspectos inestéticos. Para um resultado natural, é muito importante que as duas últimas suturas laterais sejam fixadas o mais posteriormente possível (camada subcutânea), paralelas à incisão da pele.

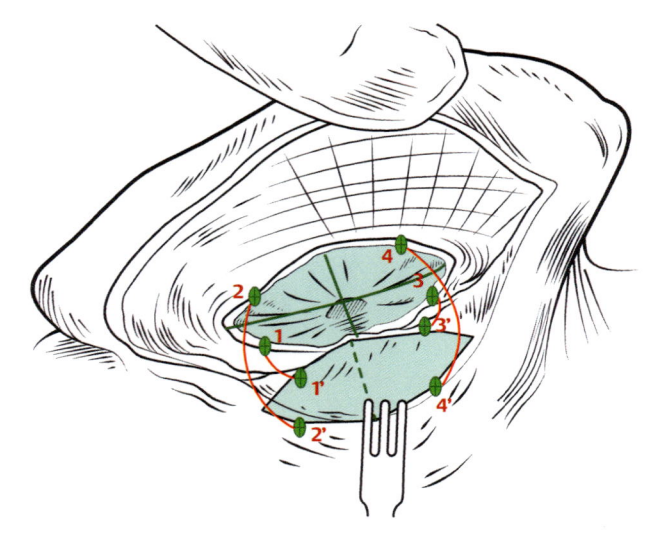

Diagrama demonstrando a localização das quatro suturas de fixação do pavilhão auricular na região da mastoide direita. Os números 1 e 1', 2 e 2', 3 e 3', 4 e 4' são correspondentes.

TÉCNICA CIRÚRGICA

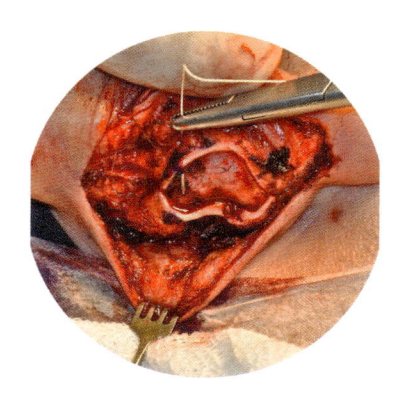

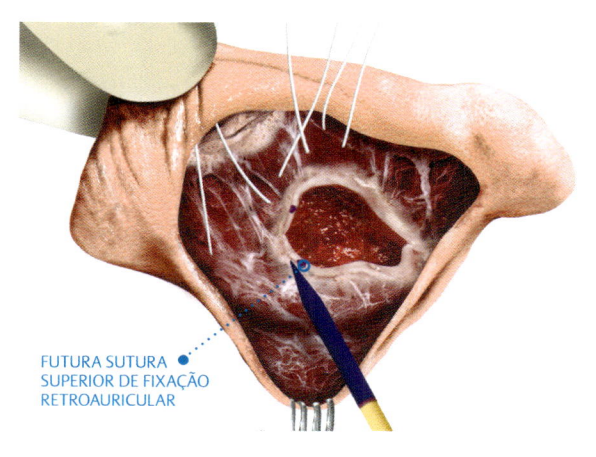

FUTURA SUTURA SUPERIOR DE FIXAÇÃO RETROAURICULAR

Sutura de fixação do pavilhão na região mastóidea com fio Vicryl® 3-0 a 5 mm do vértice superior lateralmente.

61

OTOPLASTIA

PARA UM RESULTADO NATURAL, É MUITO IMPORTANTE QUE AS DUAS ÚLTIMAS SUTURAS LATERAIS SEJAM FIXADAS O MAIS POSTERIORMENTE POSSÍVEL (CAMADA SUBCUTÂNEA), PARALELAS À INCISÃO DA PELE

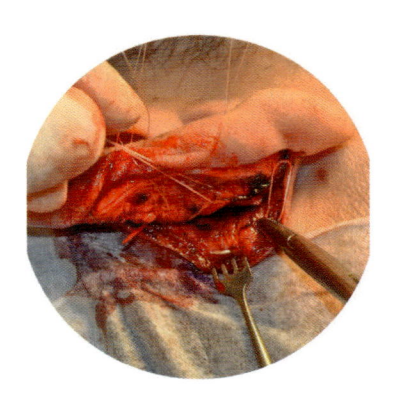

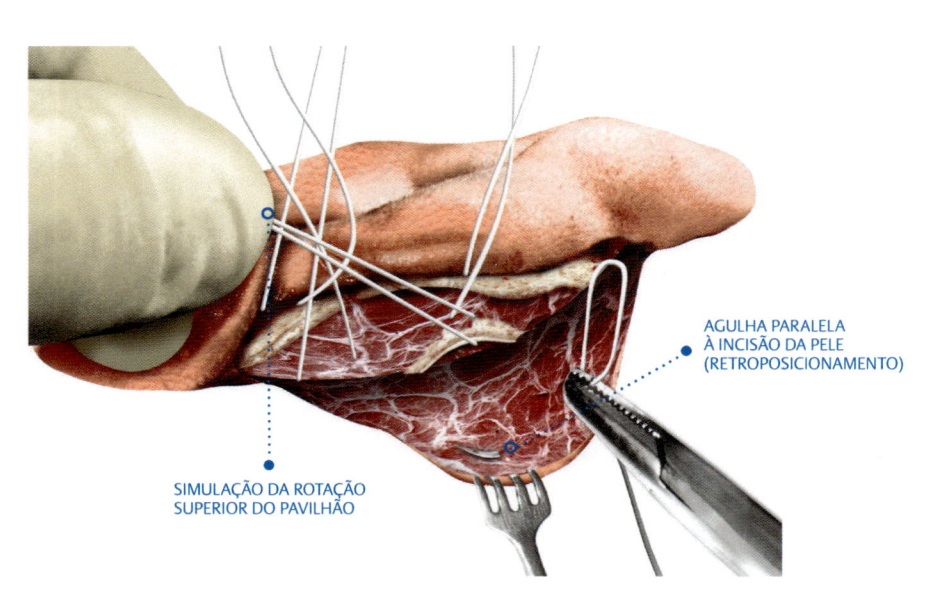

SIMULAÇÃO DA ROTAÇÃO SUPERIOR DO PAVILHÃO

AGULHA PARALELA À INCISÃO DA PELE (RETROPOSICIONAMENTO)

Aperto da sutura de fixação do pavilhão na região mastóidea, paralela à incisão de pele, corrigindo a posição do pavilhão em relação à face (retroposicionamento e rotação superior).

TÉCNICA CIRÚRGICA

FIXAÇÃO DA CONCHA NA MASTOIDE (RETROAURICULAR)

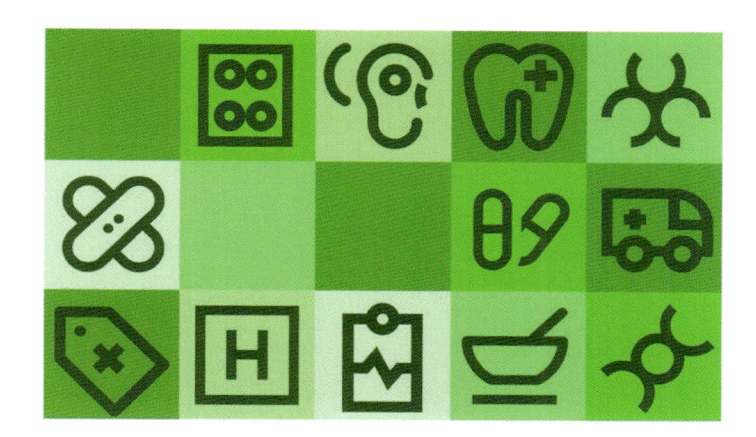

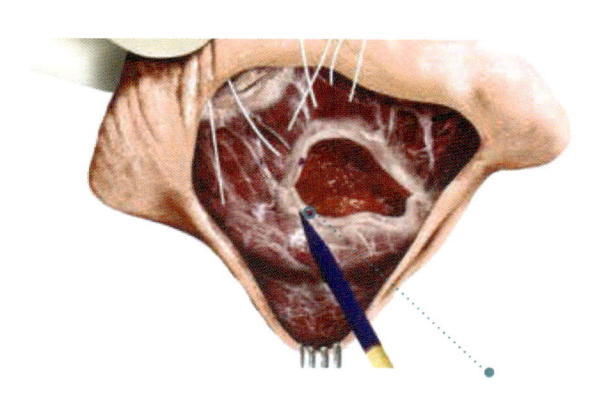

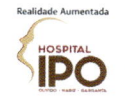

*Esta página tem conteúdo em Realidade aumentada.
Acesse o app IPO Otoplastia, clique em começar. Aponte a câmera do seu smartphone ou tablet para a imagem acima.*

CONFECÇÃO DAS SUTURAS MESTRAS DA NOVA ANTI-HÉLICE (MUSTARDÉ):

As suturas mestras de Mustardé devem ser cuidadosamente finalizadas, com aperto gradual e progressivo. Neste instante é imprescindível o senso estético do cirurgião. As dobras cartilaginosas devem ser sutis e arredondadas. São realizadas, no mínimo, três suturas com o fio de *nylon®* incolor 3.0. A sutura superior deve ser a primeira, e esta servirá de referência. Seguem-se outras duas suturas, distribuindo a tensão provocada pela dobra cartilaginosa. Estas suturas devem ser realizadas após a fixação da concha na mastoide, sendo, portanto, um complemento da mesma. Deve-se respeitar o parâmetro da distância entre a hélice e a mastoide em torno de 13 a 15 mm. Cabe aqui uma leve hipercorreção de 2 mm, pois existe, estatisticamente, um discreto aumento do ângulo da concha-escafa após 6 meses.[5]

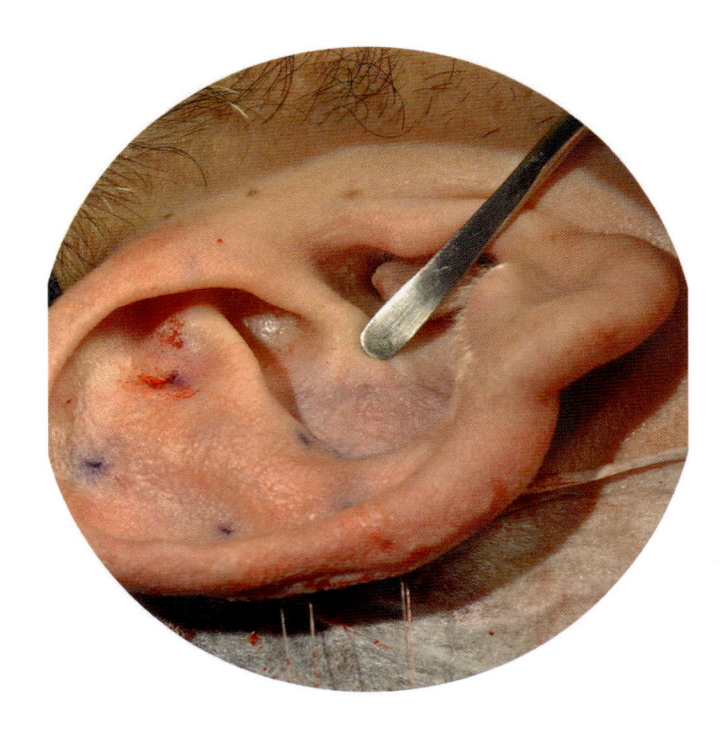

DEVE-SE RESPEITAR O PARÂMETRO DA DISTÂNCIA ENTRE A HÉLICE E A MASTOIDE EM TORNO DE 13 A 15 MM (CABE AQUI UMA LEVE HIPERCORREÇÃO DE 2 MM)

TÉCNICA CIRÚRGICA

FAZ PARTE DE UM CHECKLIST OBSERVAR A PELE EM RELAÇÃO A CONCHA, QUE DEVERÁ PERMANECER ESTICADA, EVITANDO DOBRAS CUTÂNEAS OU ASPECTOS INESTÉTICOS. AS DOBRAS CARTILAGINOSAS DEVEM SER SUTIS E ARREDONDADAS.

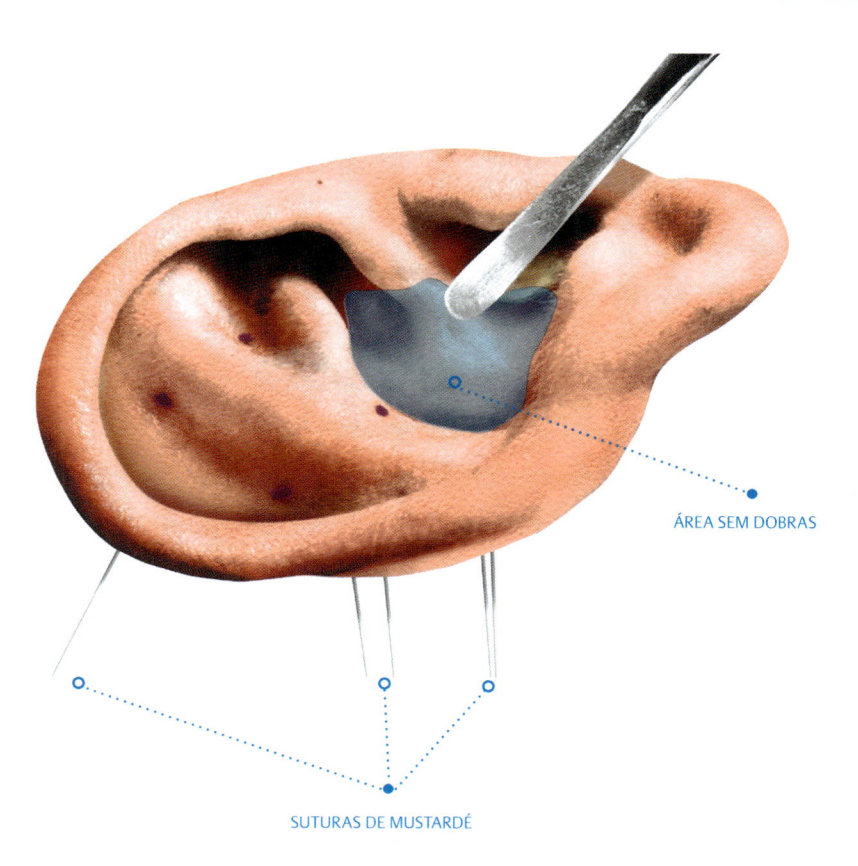

ÁREA SEM DOBRAS

SUTURAS DE MUSTARDÉ

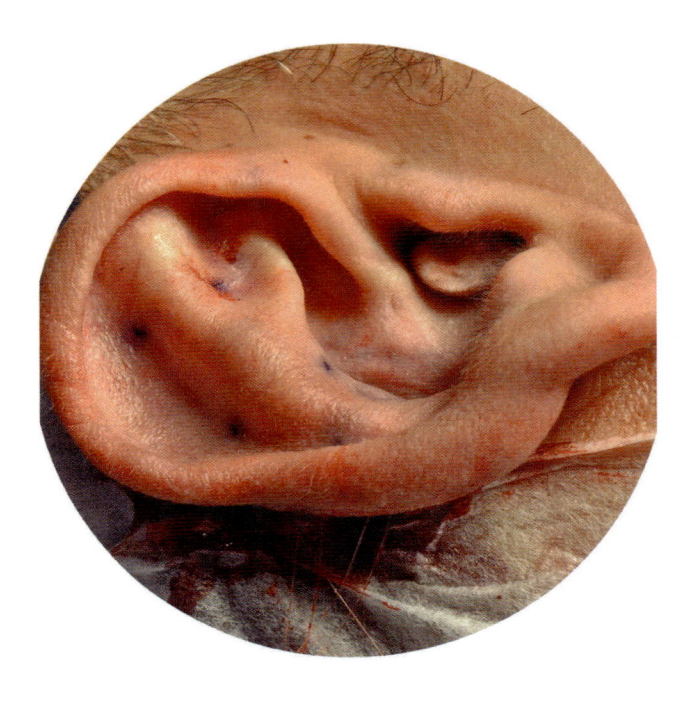

*SUTURAS DE MUSTARDÉ
DEVEM SER REALIZADAS
APÓS A FIXAÇÃO DA
CONCHA NA MASTOIDE*

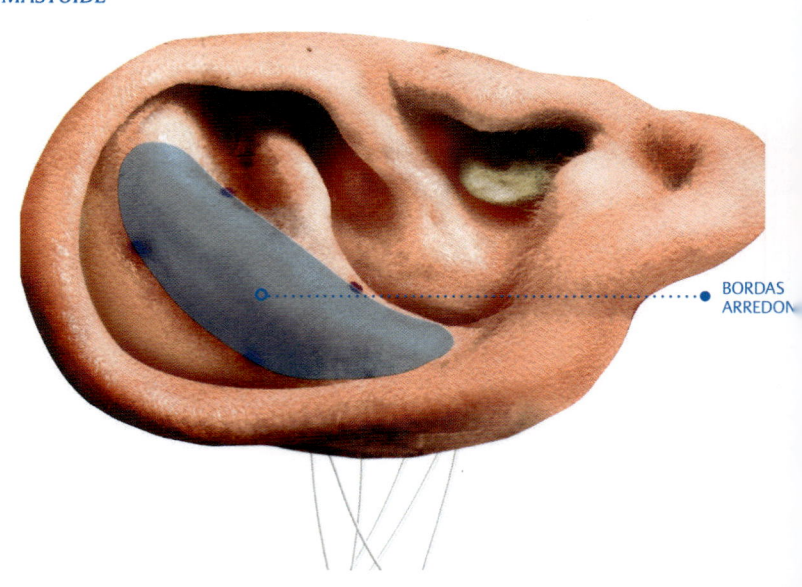

BORDAS ARREDON

Aperto gradual das suturas de Mustardé, preservando a curvatura natural da nova anti-hélice.

TÉCNICA CIRÚRGICA

CONFECÇÃO DAS SUTURAS MESTRAS DA NOVA ANTI-HÉLICE MUSTARDÉ

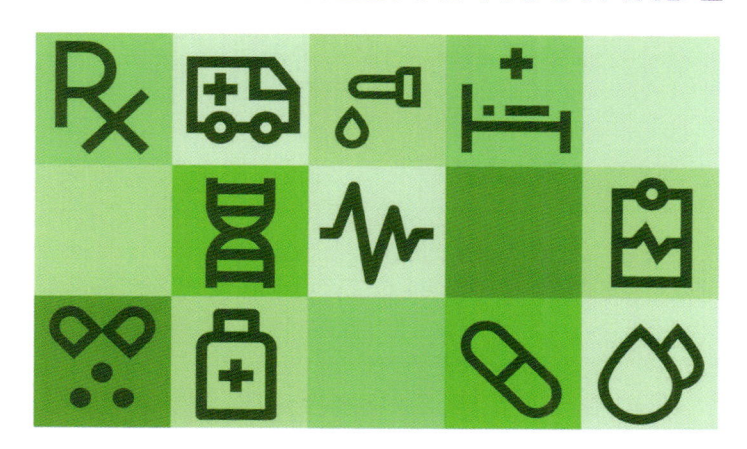

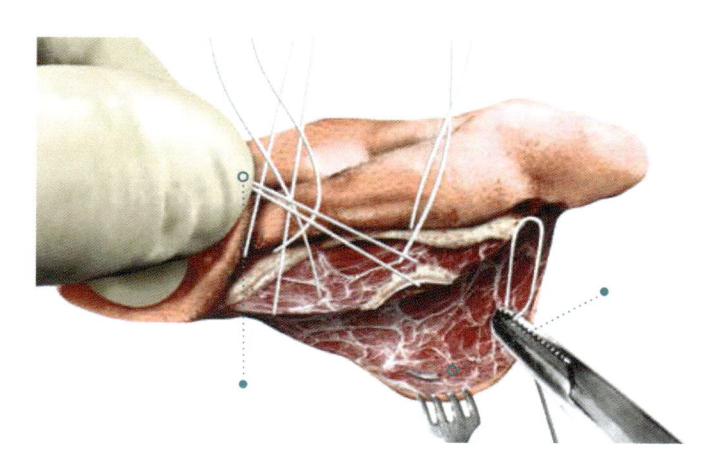

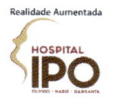

*Esta página tem conteúdo em Realidade aumentada.
Acesse o app IPO Otoplastia, clique em começar. Aponte a câmera do seu smartphone ou tablet para a imagem acima.*

CORREÇÃO DO LÓBULO:

A última estrutura a ser corrigida é o lóbulo. Através da sutura desnivelada, na região mais proeminente do lóbulo, simula-se seu retroposicionamento. Normalmente esta sutura se dá com agulha mais superior na pele da região mastóidea. Utiliza-se fio de *nylon*® 4-0 preto. A posição do lóbulo deve coincidir com o plano do pavilhão auricular.

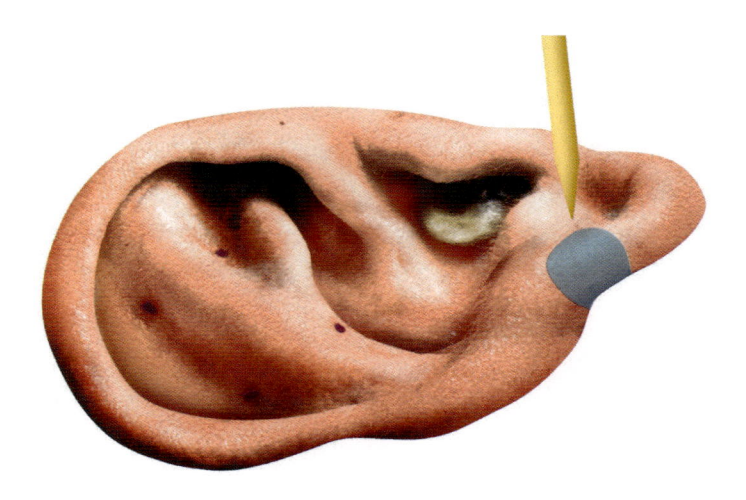

ATRAVÉS DA SUTURA DESNIVELADA, NA REGIÃO MAIS PROEMINENTE DO LÓBULO, SIMULA-SE SEU RETROPOSICIONAMENTO

TÉCNICA CIRÚRGICA

CORREÇÃO DE LÓBULO E SUTURAS RETROAURICULARES

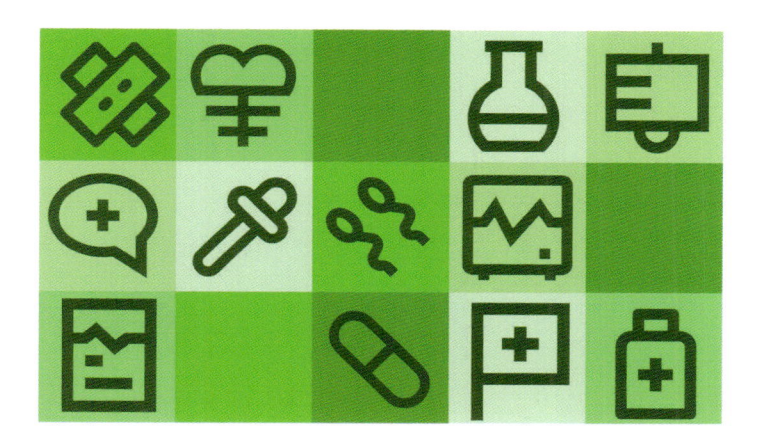

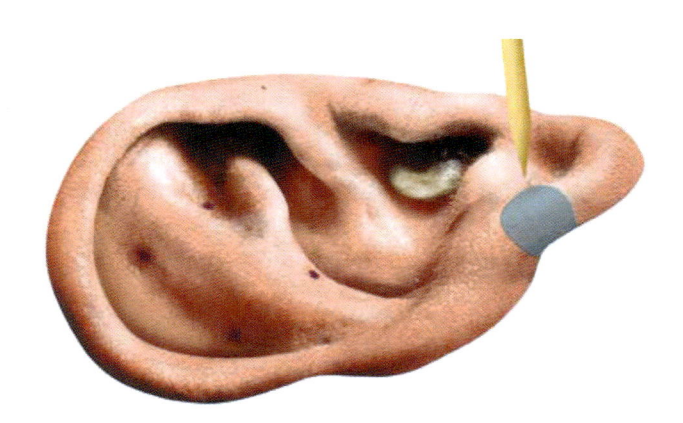

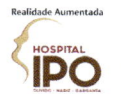

Esta página tem conteúdo em Realidade aumentada.
Acesse o app IPO Otoplastia, clique em começar. Aponte a câmera do seu smartphone ou tablet para a imagem acima.

SUTURA DE PELE:

A pele é suturada com pontos simples, separados com o mesmo fio de *nylon*® 4-0 preto, sem que haja tensão, para evitar o aparecimento de cicatrizes hipertróficas, queloides e/ou infecções cutâneas.

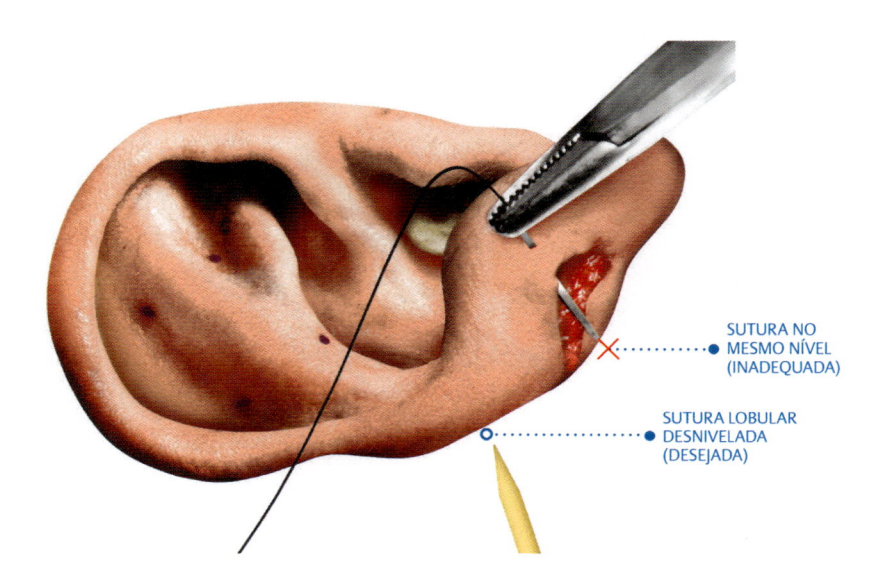

TÉCNICA CIRÚRGICA

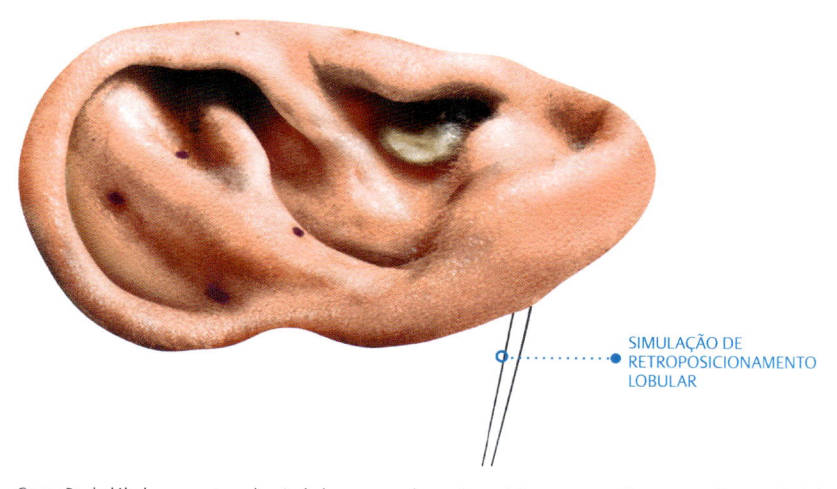

SIMULAÇÃO DE
RETROPOSICIONAMENTO
LOBULAR

Correção do lóbulo com sutura desnivelada provocando o retroposicionamento e discreta rotação superior lobular.

ANTES DA REALIZAÇÃO DO CURATIVO, COMPARAR AS ORELHAS FAZENDO UM CHECKLIST DAS CORREÇÕES REALIZADAS

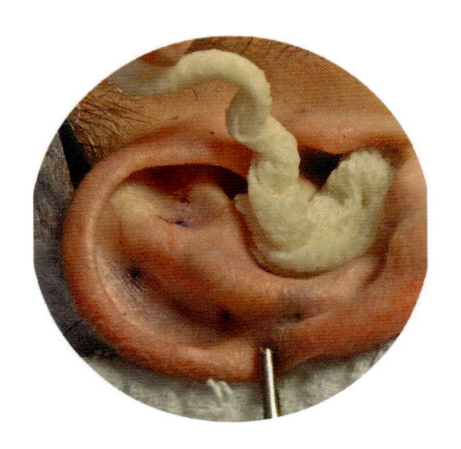

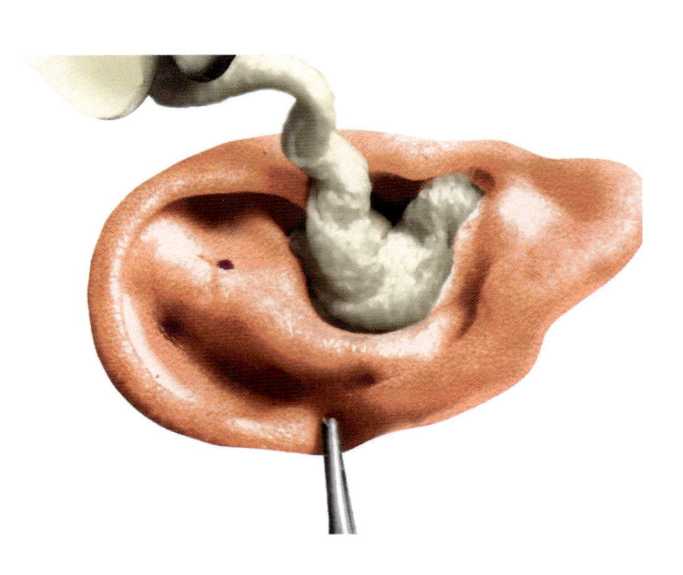

TÉCNICA CIRÚRGICA

CHECKLIST

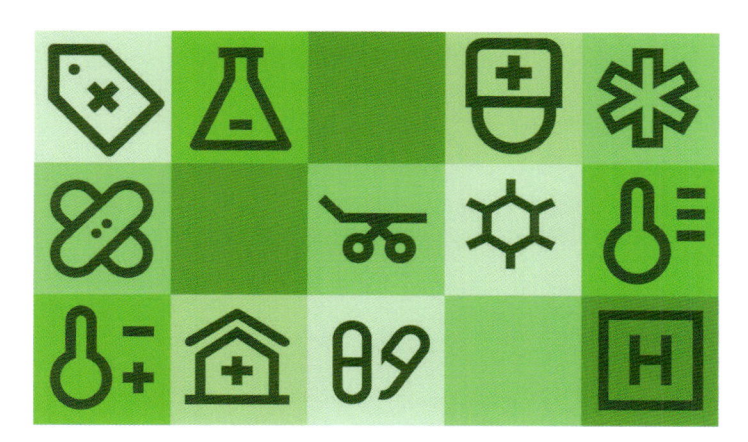

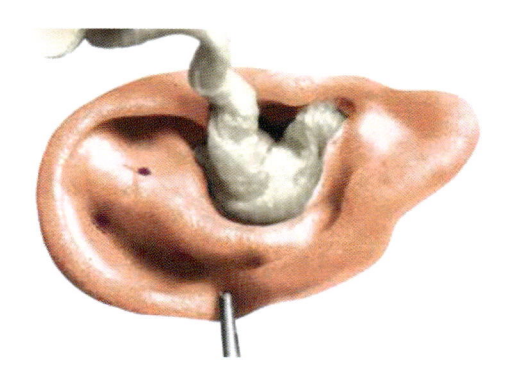

*Esta página tem conteúdo em Realidade aumentada.
Acesse o app IPO Otoplastia, clique em começar. Aponte a câmera do seu smartphone ou tablet para a imagem acima.*

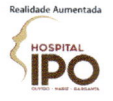

CURATIVO

Antes da realização do curativo, é importante checar alguns detalhes, como a ausência de protrusão do lóbulo e a aparência natural da *crus* superior, bem como sua implantação – sempre comparando com a outra orelha. As distâncias entre a borda lateral da hélice e a superfície da mastoide devem ser mensuradas em seus terços superior, médio e inferior.

Molda-se um algodão envolvido em pomada antibiótica para ser colocado na região da concha, diminuindo a possibilidade de espaço morto entre pele e região mastoídea, com consequente hematoma.[9] Uma atadura de crepe de 12 centímetros de largura deve ser fixada ao redor da cabeça, tomando cuidado para que não haja pressão em demasia, evitando desconforto, cefaleia e/ou escoriações na pele.

TÉCNICA CIRÚRGICA

CURATIVO

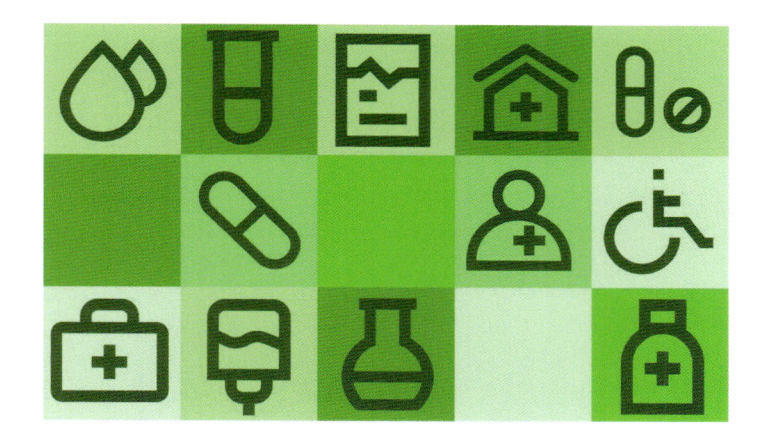

*Esta página tem conteúdo em Realidade aumentada.
Acesse o app IPO Otoplastia, clique em começar. Aponte a câmera
do seu smartphone ou tablet para a imagem acima.*

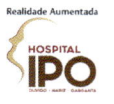

OBSERVAÇÕES

ORIENTAÇÕES PÓS-OPERATÓRIAS

A alta hospitalar ocorre poucas horas após a cirurgia. A prescrição inclui antibiótico com espectro principalmente para germes gram-positivos, como cefalosporinas de primeira geração, por no mínimo sete dias, e analgésicos. Outras opções seriam os macrolídios. Quinolonas seriam reservadas para complicações infecciosas, como pericondrite e/ou celulite.
Os cuidados pós-operatórios são essenciais para o sucesso do procedimento cirúrgico.[19] Os pacientes são orientados a permanecer em repouso relativo pelas primeiras horas. Devem evitar qualquer tipo de esforço físico e atividades que possam aumentar a pressão arterial, para diminuir o risco de sangramento e hematomas localizados.

O primeiro retorno ocorre em 72 horas, quando, então, o curativo compressivo é retirado. Observa-se o aspecto da incisão, presença de secreção, edema, sinais de hematoma e intensidade da dor. Um segundo retorno deve ser feito entre 10 e 12 dias, quando a atenção deve ser voltada, em especial, aos sinais flogísticos e para possíveis complicações estéticas e remoção das suturas retroauriculares.
Neste momento, deve-se orientar o paciente a realizar retornos mensais até o terceiro mês; e, depois, em seis meses e um ano. A documentação fotográfica deverá ser feita no primeiro, terceiro e 12º meses pós-cirurgia, sendo ela fundamental para a análise crítica do cirurgião em relação à curva de aprendizado e resultados.
O paciente deverá utilizar faixa elástica compressiva diariamente por um período de 30 dias; e, por mais 30 dias, somente durante o período noturno.
Orienta-se evitar atividade física intensa e exposição ao sol por 30 dias, até o completo desaparecimento do edema.

COMPLICAÇÕES

As complicações em otoplastia tendem a ser de menores proporções e costumam ter boa resolução. As visões do cirurgião e do paciente, com relação a uma complicação ou ao resultado final, podem ser diferentes. A correção da orelha de abano pode ser vista de forma satisfatória pelo paciente e não pelo cirurgião,[12] ou vice-versa.

Complicações podem ser divididas em recentes ou tardias. As recentes ocorrem nas primeiras horas ou dias, e incluem sangramentos, hematomas, infecções, deiscência da sutura e necrose da pele e/ou cartilagem. Complicações tardias manifestam-se semanas ou meses após a intervenção cirúrgica e incluem, principalmente, a insatisfação do paciente, complicações da sutura (como a extrusão de fios e granulomas), deformidades residuais ou recorrentes (assimetrias), retrações cicatriciais, cicatrizes hipertróficas e os queloides, bem como queixas de alterações na sensibilidade.[6, 13]

Lwin descreve um caso de neuroma traumático como complicação tardia de otoplastia após 16 anos de cirurgia, em um paciente sem história de trauma.[13]

COMPLICAÇÕES RECENTES:

HEMATOMAS

A formação de hematomas pode ser evitada a partir da correta avaliação do paciente no pré-operatório. Tanto fatores intrínsecos como extrínsecos podem ser responsáveis pela ocorrência desta complicação. Presente em torno de 2% das cirurgias, os hematomas são produtos da ruptura de vasos temporais e retroauriculares ou hemostasia pouco rígida.

A pesquisa de qualquer alteração que leve a distúrbios na coagulação deve ser realizada. A simples anamnese alerta o cirurgião para a possibilidade dessas alterações hematológicas. Doenças genéticas ou adquiridas da coagulação sanguínea devem ser identificadas, assim como o uso de medicamentos que alteram a cascata da coagulação, como AAS, Heparina ou Cumarínicos. Tais medicações devem ser suspensas dias antes da cirurgia, de acordo com a possibilidade clínica do paciente.

Durante o intraoperatório, a hemostasia deve ser rigorosa. Qualquer sangramento deve ser evitado e cauterizado de forma eficaz. O cirurgião deve respeitar os passos cirúrgicos, o que contribui para evitar pequenos sangramentos.

Os curativos, no pós-operatório, são fundamentais na proteção da nova orelha.[14]

No pós-operatório imediato, crise de hipertensão arterial pode levar a novos sangramentos. Vômitos devem ser combatidos com antieméticos.

Os hematomas, quando identificados, devem ser drenados, pois podem levar a infecções localizadas com sofrimento da cartilagem, podendo trazer deformidades inestéticas. Para evitar a recorrência do hematoma, curativos capitonados devem ser suturados localmente e reavaliados após sete dias da nova intervenção.

Os pacientes podem se queixar de dor local, pele tensa e plenitude auricular.[6] A dor excessiva, unilateral e desproporcional é um alarme para a suspeição de um possível hematoma em formação ou pericondrite, o que demanda a investigação imediata da ferida operatória.[8] Quinolonas são indicadas nesta situação.

OBSERVAÇÕES

INFECÇÕES

As infecções são complicações pouco frequentes e podem ser evitadas pelos cuidados de antissepsia, profilaxia antibiótica e antibioticoterapia, assim como orientações ao paciente com relação à higiene local e cuidados pós-operatórios. Geralmente ocorrem na primeira semana do pós-operatório, com queixas de dor, eritema localizado, exsudação e febre.[8]
A infecção pode ser apenas da ferida cirúrgica, ou perpetuar e estender-se pela cartilagem (pericondrite), fato temível devido às deformidades que podem ocorrer.

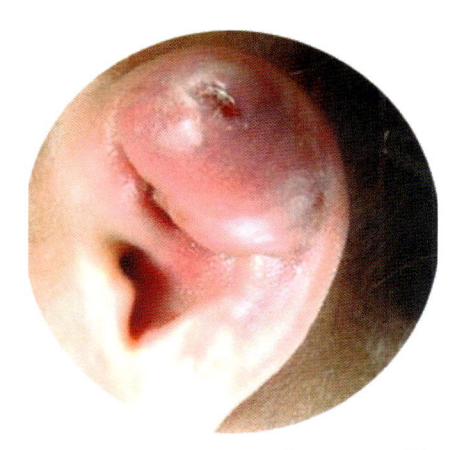

Abscesso em pavilhão auricular secundário a hematoma.

Infecções mais extensas são mais bem tratadas com antibióticos endovenosos, que permitem melhor biodisponibilidade da droga, já que a cartilagem é uma região pouco vascularizada. É importante que o antibiótico tenha efeito contra Estafilococos e Pseudomonas. Além disso, a drenagem cirúrgica de coleções e debridamento de tecidos desvitalizados é importante.[5,6]

COMPLICAÇÕES TARDIAS:

REAÇÃO AO FIO

Suturas com fios não absorvíveis podem levar a infecções indolentes, formação de granulomas de corpo estranho e abscessos localizados.
A remoção do fio de sutura é curativa, porém deve ser retardada pelo maior tempo possível para permitir uma cicatrização mais eficaz e manutenção do resultado estético desejado.[8]

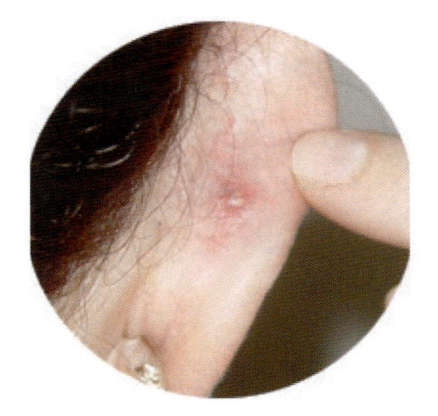

A REMOÇÃO DO FIO DE SUTURA É CURATIVA

Tais complicações são mais comuns em técnicas de abordagem anterior quando comparadas às técnicas com abordagem posterior, e ocorrem em cerca de 10% dos pacientes operados.[15]

OBSERVAÇÕES

EXTRUSÃO DA SUTURA

Pode haver extrusão das suturas de Mustardé por se tratar de fios não absorvíveis, ou até mesmo ficarem aparentes, já que os nós ficam cobertos por fina camada cutânea. Trata-se de uma complicação comum, mas de pouca morbidade, e pouco interfere no resultado final quando a sutura é removida após seis meses.

Quando ocorre, geralmente se manifesta com ponto de supuração ou granuloma. A detecção precoce é importante para evitar uma possível pericondrite e o desaparecimento de seu efeito corretivo.[15]

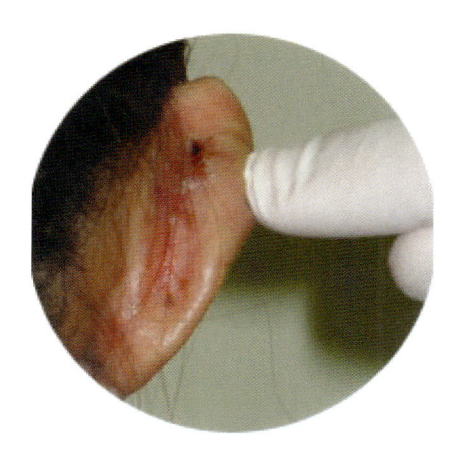

A remoção da pele retroauricular deve ser conservadora.

A REMOÇÃO DA PELE RETROAURICULAR DEVE SER CONSERVADORA

Um modo prático de evitar esta complicação seria, após a confecção da sutura, cortar o fio remanescente o mais rente possível ao nó, para que suas pontas não fiquem em contato com a pele do paciente, provocando reação de corpo estranho local e facilitando a extrusão. O tratamento é a remoção da sutura.

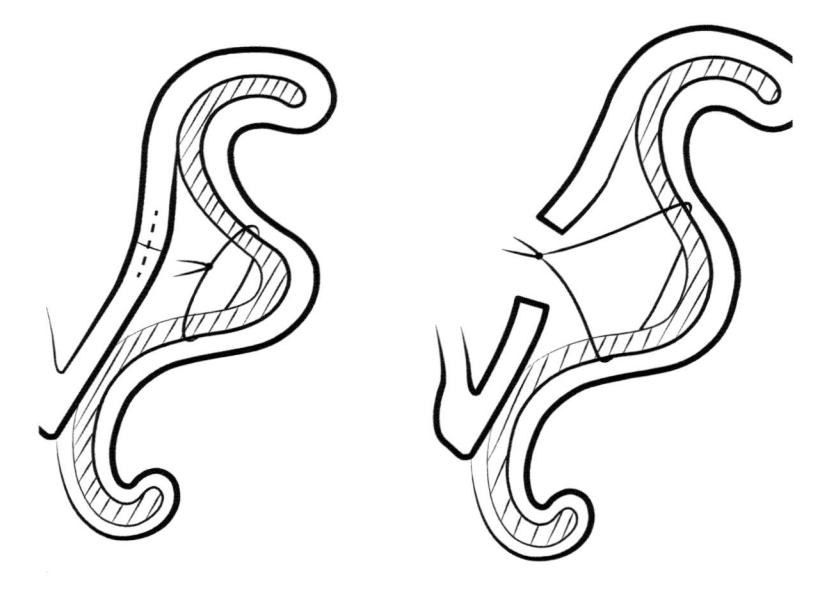

Desenho mostrando os nós das suturas de Mustardé que devem ficar sepultados e escondidos na ferida cirúrgica, cobertos pelo retalho *cut neo* retroauricular.

OBSERVAÇÕES

ASSIMETRIAS

As consultas e análises pré-cirúrgicas são essenciais para diagnosticar os defeitos a serem corrigidos. Enfatizar a possibilidade de melhora no resultado estético, deixando claro, porém, que pequenas assimetrias com diferenças de 2 a 3 mm da distância da hélice com a região mastóidea são aceitáveis. De acordo com cada caso, a cirurgia pode ser revisada para aumentar a satisfação do paciente e do cirurgião.[8] Deve-se começar o procedimento com a orelha mais deformada. Desta forma, o trabalho do cirurgião é facilitado por ter a outra orelha como referência, diminuindo a possibilidade de intensidade na assimetria.

QUELOIDES E CICATRIZES HIPERTRÓFICAS

Ocorrem com mais frequência em afrodescendentes, asiáticos e escandinavos. A anamnese é um fator importante para desvendar a possibilidade de ocorrência desta complicação. Deve-se evitar áreas de tensão. Por esse motivo a remoção da pele retroauricular deve ser conservadora. Os retalhos cutâneo-lateral e musculomedial devem ser amplos. Traumas após a cirurgia e infecções predispõem também a essas alterações. Esta anomalia cicatricial pode iniciar de dois a seis meses após a cirurgia, sendo, por esse motivo, importante o seguimento pós-operatório adequado. Tão logo identificada, o tratamento deve ser iniciado a fim de evitar a progressão da lesão.[9] Os pacientes que retornam após muito tempo do pós-operatório geralmente já estão com a lesão formada, necessitando intervenção cirúrgica.

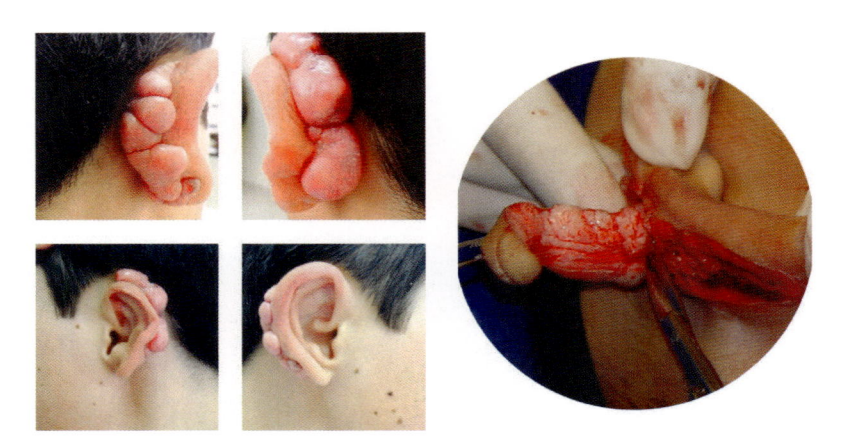

Injeções sequenciais mensais de corticoide intralesionais podem ser benéficas para evitar a progressão da cicatrização. Triancinolona é uma boa opção. Caso não seja eficaz, a betaterapia é recomendada, sempre usada após a remoção cirúrgica da cicatriz hipertrófica.

OBSERVAÇÕES

ALTERAÇÃO DA SENSIBILIDADE

Dor ou hipoestesia ocorrem com pouca frequência, geralmente após lesão do nervo auricular maior. Tais sintomas diminuem progressivamente após alguns meses.[8] No entanto, eles podem permanecer até um ano após a cirurgia. Esses sintomas parecem ser mais comuns na técnica em que foi necessária maior tensão nas suturas de Mustardé (cerca de 20% dos casos).

ALTERAÇÃO DE SENSIBILIDADE DIMINUI PROGRESSIVAMENTE APÓS ALGUNS MESES.

RECORRÊNCIA DA PROTRUSÃO AURICULAR

A perda da correção inicial é um evento relatado por 6,5% a 12% dos pacientes operados.[8]

Quando relacionada à técnica, a recorrência ocorre já nos primeiros dias do procedimento. As causas seriam o erro na avaliação ou a correção insuficiente da dobra da anti-hélice, ressecção insuficiente do excesso da concha ou um retroposicionamento ineficiente da concha.
Traumas externos facilitam a perda da correção inicial.
Em 2010, Schlegel-Wagner, em um estudo com 222 pacientes, demonstraram inadequada simetria (menor que 3 mm de diferença entre os lados) em 6% dos casos; protrusão do terço superior, em 8,6%; e a margem da hélice medial à anti-hélice, pela visão frontal, em 4% dos casos.[5]

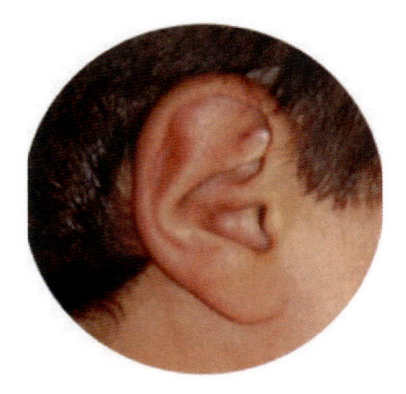

Recorrência da protrusão da sutura de Mustardé superior.

OBSERVAÇÕES

ESCARIFICAÇÃO CUTÂNEA

Um cuidado a se destacar seria o uso de faixas muito apertadas ou tecidos ásperos no pós-operatório que podem, com o passar do tempo, escarificar a pele em relação a nova anti-hélice, pois esta estará em contato direto na região da maior preminência do pavilhão auricular.

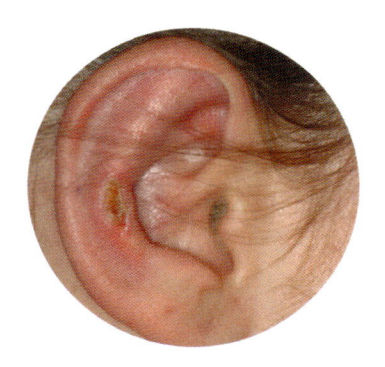

EVITAR O USO DE FAIXAS APERTADAS

DEFORMIDADES PÓS-OPERATÓRIAS ESPECÍFICAS

- Deformidade de Orelha em Telefone é uma alteração cirúrgica onde os polos superiores e inferiores ficam protuberantes em relação à porção média da orelha. Ocorre pelo excessivo retroposicionamento da concha em comparação aos polos ou excessiva retirada de pele na porção média da orelha.[8]
As perdas da correção da porção superior e da cauda da hélice também podem levar a essa aparência. A retirada de pele de forma correta e fixação da concha na região retroauricular adequadamente podem evitar esse tipo de complicação.[12]

- Verticalização da anti-hélice ocorre quando as suturas mestras de Mustardé são confeccionadas em posições erradas, podendo acarretar a perda na orientação oblíqua que a anti-hélice deve ter. Complementação com mais suturas pode contribuir com um resultado mais natural.

- Hipercorreção do pavilhão auricular e lóbulo: ressecção excessiva da concha e/ou pele, dando à orelha uma aparência artificial, com aproximação excessiva da hélice à região mastóidea e temporal. A orelha também pode ser hipercorrigida na porção da anti-hélice, mantendo-se a hélice numa posição medial. Isso pode ocorrer quando a concha é pouco ressecada e o cirurgião tenta corrigir sua falha hipercorrigindo a anti-hélice. Segundo Schlegel-Wagner (2010), a taxa de hipercorreção é de 2,3%.[5]

OBSERVAÇÕES

- Proeminência do trágus: acontece quando a concha é tracionada posteriormente de forma excessiva, sem uma correspondente excisão da pele retroauricular. Esse excesso de tecido mole retroauricular gera uma pressão sobre a concha, e esta é transmitida ao trágus, aumentando a sua proeminência.

- Assimetria interaural ocorre principalmente quando as suturas concho-mastoídeas são assimétricas. Durante a cirurgia, é importante a comparação entre as orelhas no momento de confecção dessas suturas.

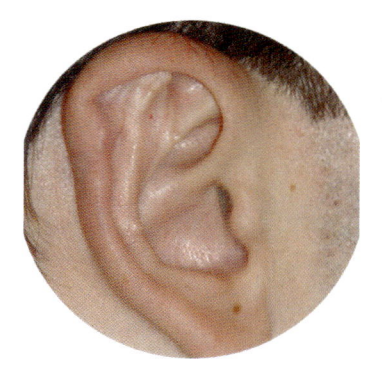

- Vincos na anti-hélice aparecem quando as suturas de Mustardé são posicionadas muito próximas umas das outras ou posicionadas em segmentos muito estreitos da cartilagem.

- Sulcos auriculares ocorrem nas técnicas de ressecção da cartilagem em que há desestabilização da cartilagem e formação de novos contornos auriculares inestéticos.

OTOPLASTIA

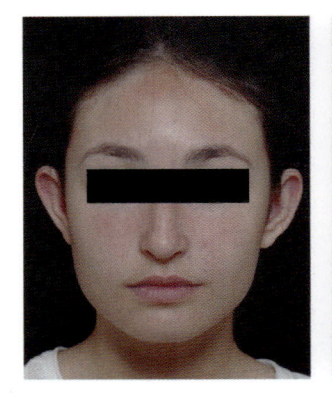

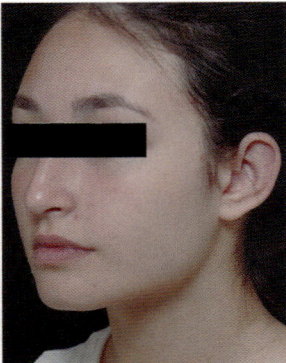

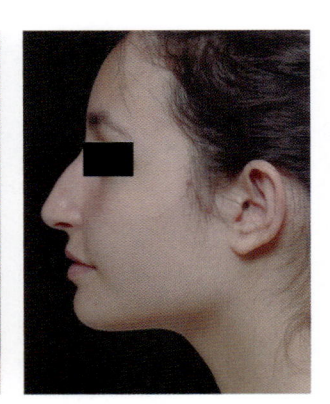

Antes

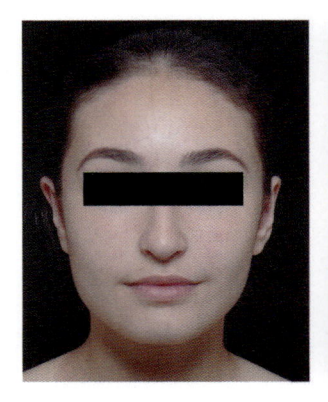

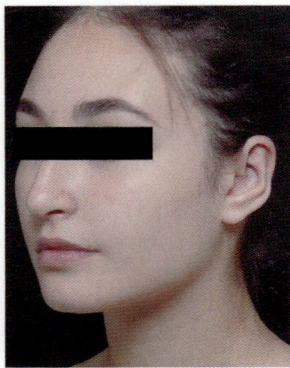

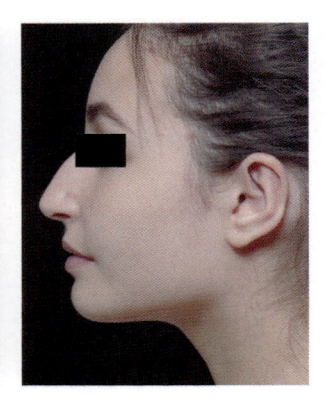

Depois

OBSERVAÇÕES

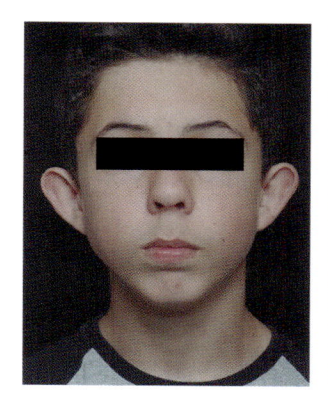

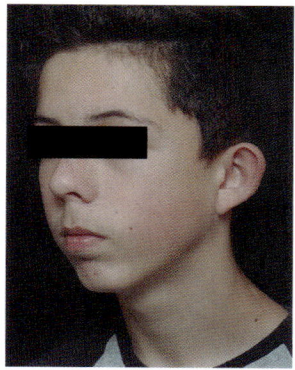

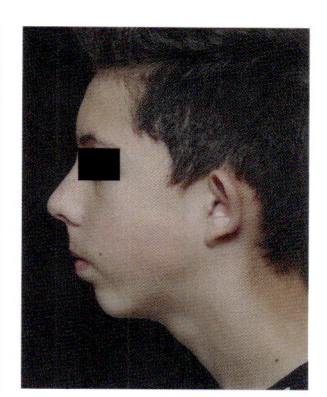

Antes

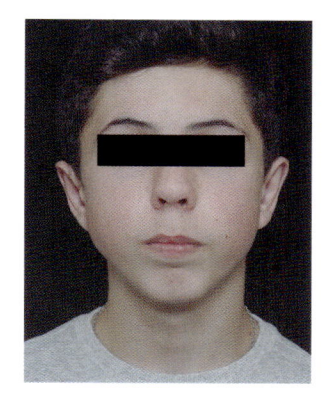

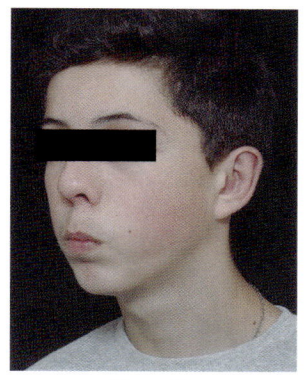

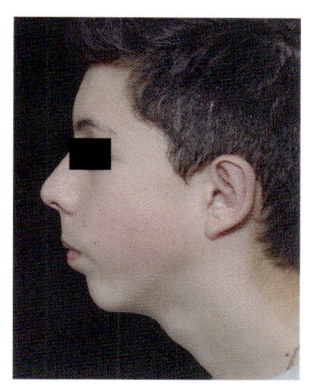

Depois

OTOPLASTIA

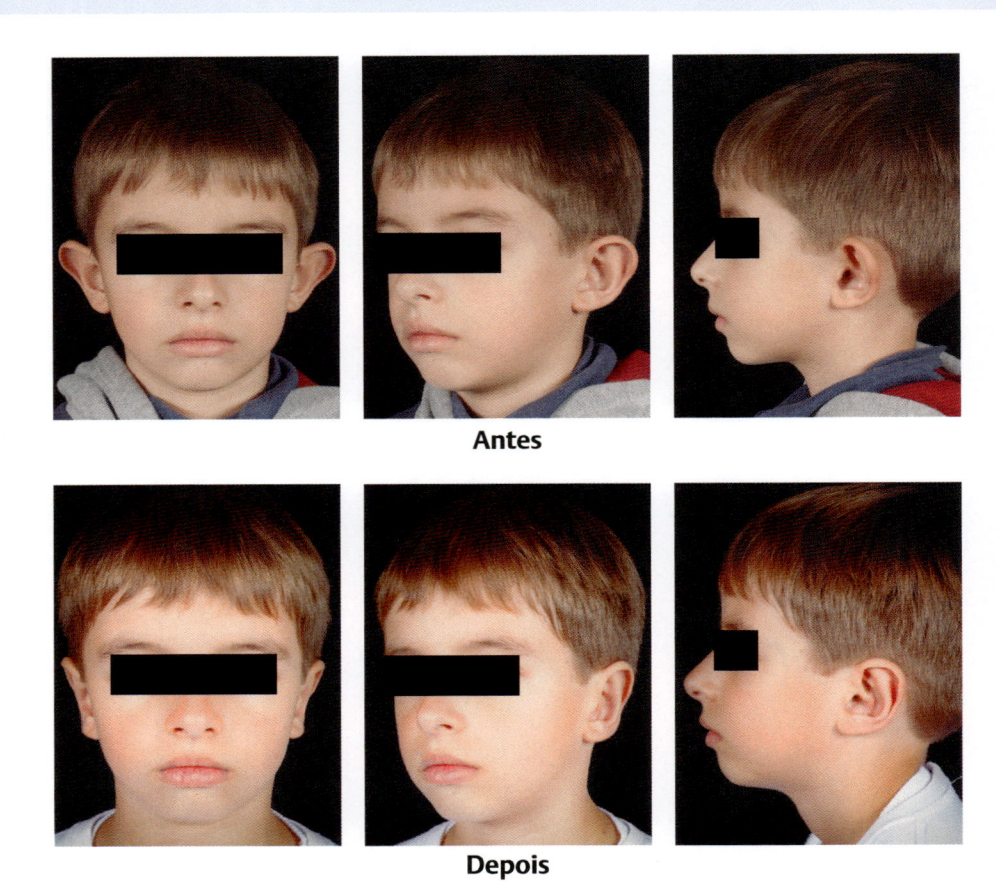

Antes

Depois

OBSERVAÇÕES

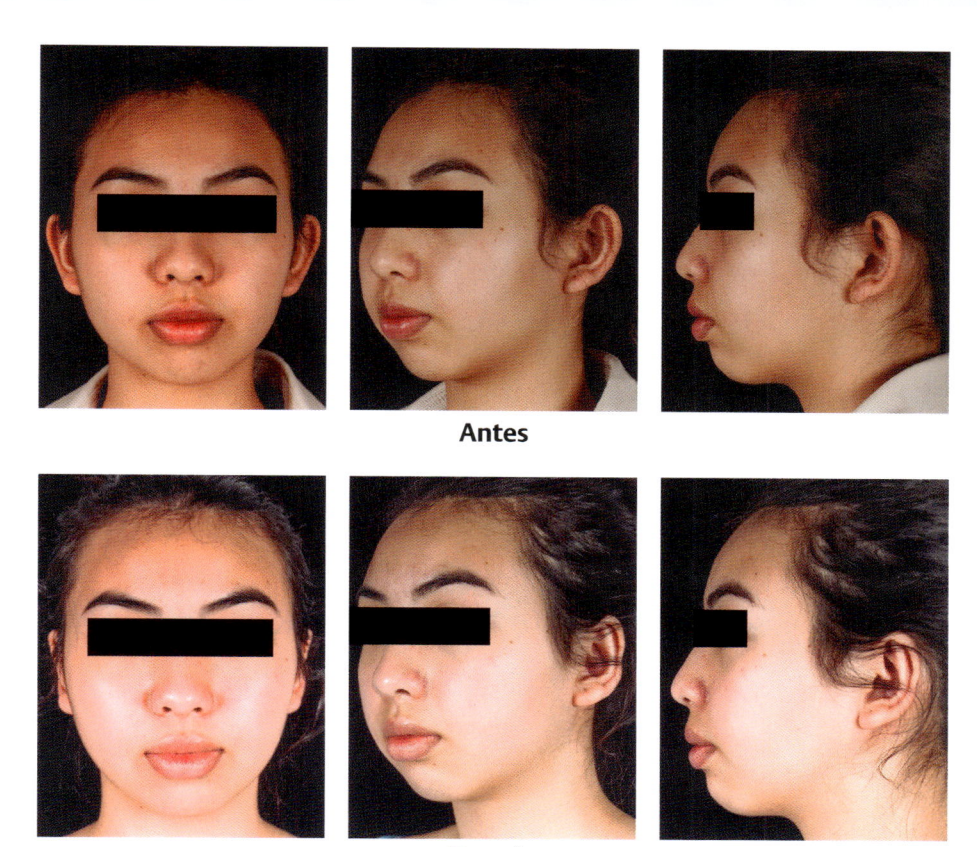

Antes

Depois

OTOPLASTIA

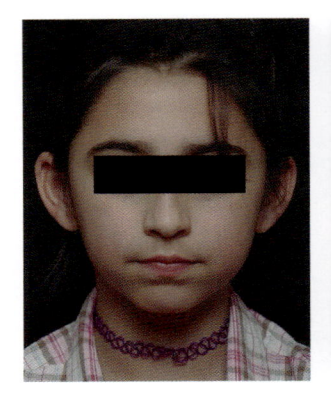

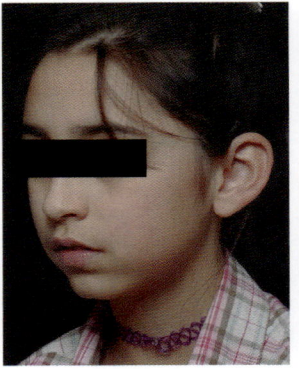

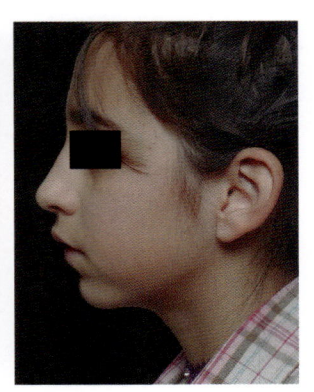

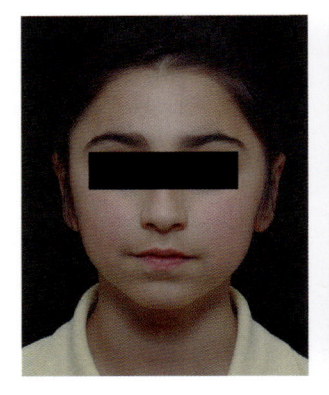

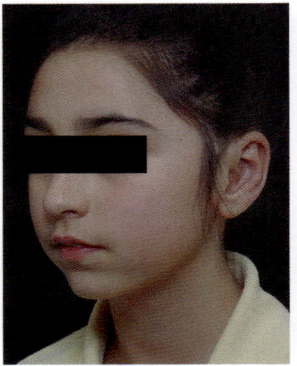

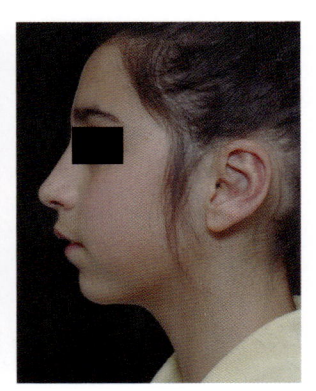

Antes

Depois

DISCUSSÃO

As alterações anatômicas associadas a orelhas proeminentes incluem a ausência ou formação incompleta da anti-hélice, a presença de uma concha ampla e profunda, uma inadequada definição da cruz da hélice e anormalidades do lóbulo.[12] Alterações na topografia do pavilhão também são frequentemente associadas. Pode haver implantação mais baixa que o padrão normal. Estas alterações podem ser unilaterais ou bilaterais. Assimetrias são frequentes, e associações nas deformidades devem ser analisadas com muito critério.

Essas alterações podem ser tratadas conservadoramente por meio de moldes, desde que iniciado o procedimento nos primeiros dias de vida e permanecendo até os três meses – quando a cartilagem ainda é flexível e maleável em decorrência dos altos níveis de estrogênio materno em circulação.[16] Lindford,[17] em 2007, publicou uma série de três casos submetidos ao tratamento conservador com resultados satisfatórios. Contudo, esse tratamento não deve ser usado como rotina, pois normalmente as deformidades são mais complexas.

A grande maioria dos casos requer uma abordagem cirúrgica para correção. As técnicas cirúrgicas podem ser divididas em um primeiro grupo, onde há interrupção da cartilagem, e, em um segundo, onde a forma cartilaginosa é corrigida por meio de posicionamento e plicatura da mesma. O objetivo comum de ambas é obter um aspecto natural com simetria adequada. Naquela onde a cartilagem é interrompida, utilizam-se incisões, *crosshatching* e abrasões, podendo ser realizada tanto na superfície anterior quanto na posterior.[13] Esta técnica tem como objetivo eliminar o efeito "mola" da cartilagem, fazendo com que os resultados sejam mais duradouros. Já as técnicas mais conservadoras surgiram na tentativa de prevenir deformidades no pavilhão na face anterior. Em razão da quantidade mínima de tecido adiposo e subcutâneo, cortes e/ou interrupções cartilaginosas podem ficar visíveis, trazendo aspectos cicatriciais inestéticos.

Ambas as técnicas são utilizadas para correção da anti-hélice. Na técnica de Mustardé, a anti-hélice é remodelada, com o uso de suturas permanentes. A tensão criada pela mobilização da cartilagem, inicialmente mantida pelas suturas e posteriormente pela reação cicatricial, mantém a cartilagem na posição desejada.[18] Já as técnicas com interrupção da cartilagem, em que se realizam incisões, abrasão ou remoção das mesmas, têm como objetivo alterar sua forma e recriar a anti-hélice.[2] Estas põem em risco o resultado, podendo criar contornos irregulares e pontiagudos.[19] A associação das duas técnicas, como na técnica eclética, permite um resultado final mais natural e duradouro.

Artigos e publicações também citam a otoplastia sem incisão, na qual suturas percutâneas são realizadas para definição da anti-hélice.[20]

Para Salgarello,[19] os melhores resultados para tratamento da anti-hélice são obtidos pela abrasão da porção anterior da cartilagem, resultando em um perfil harmonioso da orelha.

Schlegel-Wagner descreveram estudo utilizando a técnica de otoplastia com escarificação cartilaginosa anterior modificada, a qual batizaram de técnica de Lucerna.[5] No estudo, 71% dos pacientes consideraram o resultado muito bom, com tempo médio de acompanhamento de 6,25 anos; para 19,4% dos entrevistados, o resultado foi considerado bom. Com de medidas

DISCUSSÃO

pós-operatórias entre a borda lateral da hélice e a superfície da mastoide em terços superior, médio e inferior, obtiveram, na orelha direita, a média de 14,2 mm, 14,0 mm e 16,1 mm, respectivamente. Essas distâncias foram similares no lado esquerdo. Após 6 anos, nova avaliação foi realizada com medidas de 16 mm, 17,5 mm e 17,4 mm, respectivamente. Após o acompanhamento, Schlegel-Wagner concluíram que havia uma lateralização de 1,9 mm na orelha direita e de 2,1 mm na esquerda. Sugere-se, portanto, uma hipercorreção cirúrgica de 2 mm. A técnica preconizada por Mustardé apresenta recorrência variável de zero até 33% dos casos.[15,18] Messner[5] publicou um estudo no qual 31 pacientes apresentaram recidiva do terço superior. Vyuk[21] obteve 12% de assimetria e recidiva do terço superior. Em ambos os casos, as suturas de Mustardé foram empregadas, tendo como principal complicação a extrusão do fio e consequente retorno à posição original.

A fim de evitar este tipo de complicação, é possível associar à técnica de Mustardé o *cross-hatching* da região correspondente à nova anti-hélice para obter enfraquecimento local. Na sequência, realizar as suturas de Mustardé, em que se corta o fio de *nylon*® 4-0 rente ao nó, permanecendo sepultado pelos retalhos de pele realizados. Tal cuidado faz com que os índices de complicação diminuam. Ressalta-se ainda que as suturas apresentam a vantagem da versatilidade e da reversibilidade, caso haja necessidade.[18]

A fim de corrigir o hiperdesenvolvimento da concha, há novamente duas possibilidades. Descrita inicialmente por Furnas, a região posterior da concha é suturada na região mastóidea. Na segunda, o excesso de concha é removido e as porções remanescentes da cartilagem suturadas.[2] Aplica-se, na técnica eclética, a remoção da concha juntamente com a sutura da cartilagem remanescente na região da mastoide – o que previne que haja estreitamento ou colapso do conduto auditivo externo, complicação possível quando somente a sutura é realizada.[22]

Maniglia e colaboradores contribuíram decisivamente com várias publicações, relatando sua técnica, e, com modificações pessoais, padronizaram o que chamaram de técnica eclética. Trata-se de uma das mais importantes contribuições do desenvolvimento da técnica cirúrgica para correção da orelha de abano, em que seus conceitos são amplamente aceitos e quase sempre citados como referência em discussões de artigos médicos, quando o assunto é otoplastia.[24]

Há inúmeras razões para associar a correção da concha e da anti-hélice. A interrupção da cartilagem na região da concha faz com que a transição entre esta e a anti-hélice seja mais sutil. Associada às suturas mestras de Mustardé, recriam a orelha com um aspecto mais natural e elegante. A remoção da cartilagem pode fazer com que haja diminuição na projeção da anti-hélice, prevenindo a formação da orelha em telefone.[3]

A correção do lóbulo é outro ponto-chave na realização desta técnica de otoplastia. Variadas técnicas têm sido descritas, com ressecção de gordura, pele e realização de zetaplastias.[24] Na técnica eclética, somente com a simulação da posição desejada e aplicação de suturas desniveladas da pele, é possível a total correção da deformidade de modo simples e altamente eficaz.

As principais vantagens da técnica eclética incluem o total controle do ancoramento na região da mastoide e a correção da implantação baixa, com a possibilidade do retroposicionamento e da rotação superior do pavilhão, sem necessidade de incisão anterior no pavilhão auricular. Há também facilidade no entendimento e execução da técnica, bem como o baixo índice de complicações e recorrência de protrusão. A curva de aprendizado é progressiva. Os passos cirúrgicos devem ser respeitados, pois, caso não sejam eficazes, podem ser repetidos, não prejudicando as etapas já realizadas. estimando o senso crítico e estético do aprendiz.

McDowell (1968) resumiu os principais parâmetros a serem avaliados para obter resultados satisfatórios na otoplastia. São eles: qualquer vestígio de protrusão do terço superior deve ser corrigido; na visão frontal, a hélice deve estar mais visível que a anti-hélice; a hélice deve ter contornos regulares e suaves; o sulco retroauricular não deve estar muito diminuído ou distorcido; a orelha não deve ficar muito próxima à cabeça; a distância entre a hélice e a mastoide pode ficar entre 10 e 12 mm no topo, 16 e 18 mm na porção média e 20 e 22 mm no terço inferior; a posição das orelhas deve ser bem similar, não devendo ultrapassar 3 mm de diferença em nenhum ponto.[13] Já Schlegel-Wagner sugere que estas distâncias devem ser rigidamente mensuradas no intraoperatório, respeitando 13 mm no polo superior, 14 mm no médio e 15 mm no inferior.[5] Associando estes objetivos à técnica cirúrgica, obtêm-se resultados muito satisfatórios, associados a um baixo índice de complicações.

DISCUSSÃO

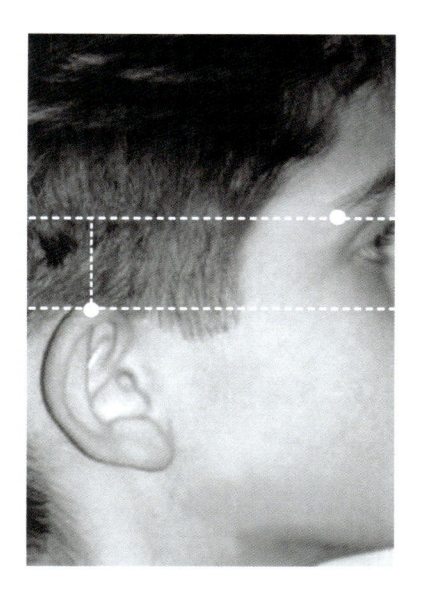

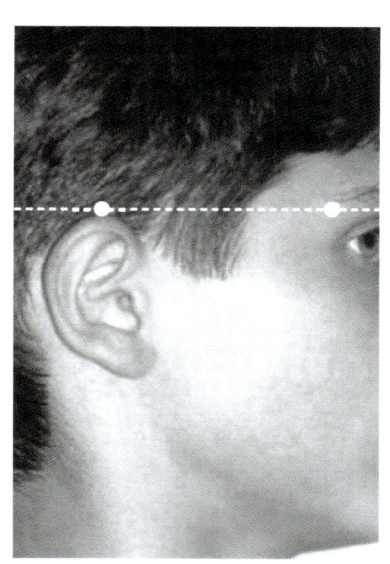

Pré e pós-operatório de 12 meses, enfatizando a naturalidade da dobra da anti-hélice, retroposicionamento e rotação superior do pavilhão auricular.

CONCLUSÃO

CONCLUSÃO

Após estudo, pesquisa e comparação com outros autores, estamos em condição de afirmar que a técnica eclética com sutura do remanescente da concha à região mastóidea mostrou-se efetiva na correção da orelha de abano. Fornece precisão no ancoramento do pavilhão auricular, corrigindo problemas em relação à sua implantação, por vezes, mais baixa.
A técnica permite, por meio desta fixação eficaz, retroposicionamento combinado à rotação superior da mesma, dando aspecto estético natural e singular, sendo desnecessárias incisões ou interrupções cartilaginosas e consequente risco ao resultado cicatricial indesejado. O entendimento na execução, com passos bem sistematizados e definidos, permite ao aprendiz uma curva de aprendizado eficaz. O respeito às ordens das etapas cirúrgicas não compromete o que já foi realizado. A baixa prevalência de complicações nos permite a divulgação desta técnica. Revisões cirúrgicas, caso necessárias, são limitadas e precisas, normalmente de fácil execução.

REFERÊNCIAS BIBLIOGRÁFICAS

REFERÊNCIAS BIBLIOGRÁFICAS

1. Siegert R. Synopsis of Otoplasty. Facial Plast Surg 2004;20:299-300.
2. Campbell, AC. Otoplasty. Facial Plast Surg 2005;21:310-6.
3. Stucker FJ, Vora NM, Lian TS. Otoplasty: an analysis of technique over a 33-year period. Laryngoscope 2003;113:952-6.
4. Trenite GJN. Otoplasty: a modified anterior scoring technique. Facial Plast Surg 2004;20(4):277-85.
5. Schlegel-Wagner et al. Otoplasty using a modified anterior scoring technique standardized measurements of long-term results. Arch Facial Plast Surg 2010;12(3):143-8.
6. Echarri San Martín R, et al. Otoplastia: resultados del abordaje anterior frente al posterior. Acta Otorrinolaringol 2011;10:10-6.
7. Lee D, Bluestone CD. Becker technique for otoplasty. Laryngoscope 2000;110:949-54
8. Adamson et al. Otoplasty technique. Otolaryngol Clin N Am 2001;40:305-18.
9. Azuara E. Aesthetic otoplasty with remodeling of the antihelix for the correction of the prominent ear criteria and personal technique. Arch Facial Plast Surg 2000;2:57-61.
10. Swamy RS, Sykes JM, Most SP. Principles of photografy in rhinoplasty for the digital photografer. Clin Plastic Surg 2010;37:213-21.
11. Archibald DJ, Carlson ML, Friedman O. Pitfalls of nonstandardized photography. Facial Plast Surg Clin N Am 2010;18:253-66.
12. Lavy J, Stearns M. Otoplasty: techniques, results and complications – a review. Clinical Otolaryngol Allied Sci 1997;22(5):390-3.
13. Petersson RS, Friedman O. Current trends in otoplasty. Current Opinion in Otolaryngology & Head and Neck Surgery 2008;16:352-8.
14. Heppt, et al. The incision excision technique in minor auricular deformities. Facial Plast Surg 2004;20(4).
15. Messner AH, Crysdale WS. Otoplasty: clinical protocol and long-term results. Arch Otolaryngol Head Neck Surg 1996;122(7):773-7.
16. Tan ST, Abramson DL, MacDonald DM, et al. Molding therapy for infants with deformational auricular anomalies. Ann Plast Surg 1997;38:263-8.
17. Lindford AJ, Hettiaratchy S, Schonauer F. Postpartum splinting of ear deformities. BMJ 2007;334:366-8.
18. Connolly A, Bartley J. Mustardé suture technique in otoplasty. Clin Otolaryngol 1998;23(2):97-9.
19. Salgarello M, Gasperoni C, Montagnese A, Farallo E. Otoplasty for prominent ears: a versatile combined technique to master the shape of the ear. Otolaryngol Head Neck Surg 2007;137:224-7.
20. Fritsch MH. Incisionless otoplasty. Facial Plast Surg 2004;20(4):293-8.
21. Vuyk HD. Cartilage-sparing otoplasty: a review with longterm results. J Laryngol Otol 1977;111:424–30.
22. Sie KC, Ou H. Otoplasty: an alternative approach to management of the deep conchal bowl. Laryngoscope 2006;116:2092-4.
23. Maniglia AJ, Maniglia JJ, Maniglia JV. Rinoplastia estética, funcional e recoonstrutora. 1.ed. Rio de Janeiro: Revinter; 2001.
24. Siegert R. Correction of the lobule. Facial Plast Surg 2004;20(4):293-8.

OTOPLASTIA BASEADA EM EVIDÊNCIAS

Estudos Científicos da Eficácia da Técnica Cirúrgica Eclética

OTOPLASTIA BASEADA EM EVIDÊNCIAS

Sempre foi uma preocupação atingir resultados mais estéticos possíveis, isto é, dando um aspecto mais natural. Com isso desenvolvemos nos últimos anos estudos científicos com objetivo de avaliar e provar a eficácia desta técnica cirúrgica para correção de orelhas proeminentes. Notamos que a literatura técnica médica era escassa e incompleta em relação aos resultados. E seria de suma importância estudos atuais que nos provassem a evolução cicatricial a médio e longo prazo, pois a quantidade de técnicas eram tantas que dificilmente o cirurgião teria como praticar todas e tirar suas próprias conclusões de qual seria ideal em suas mãos.
Além disso não existe estudos comparativos entre diversas técnicas. Há também uma discussão de quais seriam as medidas objetivas para garantir a precisão destes estudos, isto é, medidas em milímetros ou angulares.
Depois dessa análise e respeitando as unidades estéticas do pavilhão auricular realizamos três estudos científicos que baseados em evidências chegamos à conclusão extremamente importantes. Este desenho mostra as unidades citadas que foram individualizadas para melhor entendermos a idealização destes trabalhos.

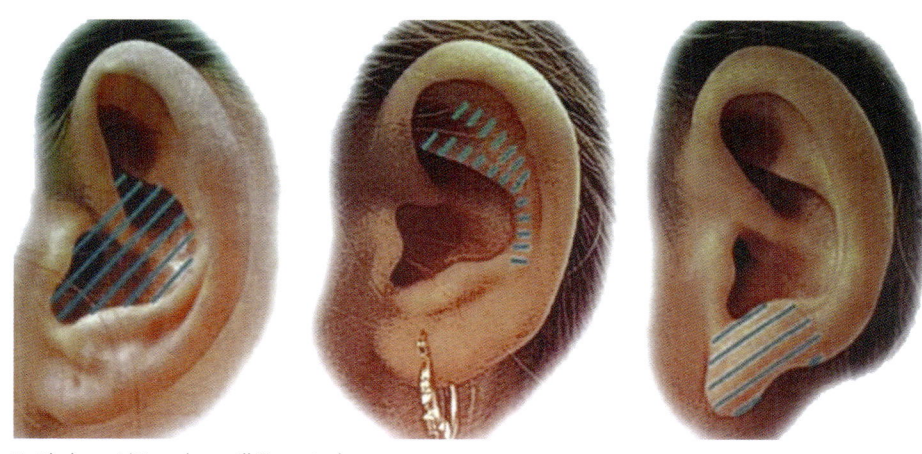

Unidades estéticas do pavilhão auricular:
- Complexo conchal
- Complexo dobras hélice /anti-hélice
- Complexo ângular escafo-conchal e céfalo-auricular
- Complexo lobular

O primeiro estudo faz análise crítica do complexo conchal dando uma noção prática da cirurgia no manejo da preservação ou não da concha auricular.
Já no segundo estudo estabelece parâmetros e discute sistematizando medidas objetivas dos ângulos céfalo-auricular e escafoconchal pormenorizando esta unidade estética.
O último trabalho científico seria de suma importância pois discorre sobre a real eficácia desta técnica. Com detalhes práticos das medidas da borda da hélice até a região mastoidea em três níveis tendo como objetivo analisar a longo prazo o complexo estético das dobras da anti-hélice e lóbulo auricular.

Anexo I
OTOPLASTIA BASEADA EM EVIDÊNCIAS EM RELAÇÃO À UNIDADE ESTÉTICA CONCHAL

ANÁLISE DA PROFUNDIDADE DA CONCHA DE ORELHAS PROEMINENTES NO PRÉ E PÓS-OPERATÓRIO DE OTOPLASTIA

(ANALYSIS OF THE DEPTH OF THE CONCHA OF PROMINENT EARS IN THE PRE AND POST-OPERATIVE OF OTOPLASTY)

JULIAN PABLO STAVARENGO[1*], ROMULO GOMES FONTANELLA[2], CAIO MARCIO CORREIA SOARES[3]

1. Médico otorrinolaringologista do programa Fellowship do Ano 2017 do Instituto Paranaense de Otorrinolaringologia - IPO; 2. Médico-residente em otorrinolaringologia do Hospital das Clínicas da Universidade Federal do Paraná – UFPR; 3. Médico mestre em otorrinolaringologista e orientador do programa Fellowship em otorrinolaringologia do Instituto Paranaense de Otorrinolaringologia – IPO.

RESUMO

A orelha proeminente é a alteração congênita auricular mais comum. Algumas de suas alterações encontradas são o hiperdesenvolvimento da concha e o hipodesenvolvimento da anti-hélice. Este estudo foca-se na análise da concha auricular, avaliando sua profundidade, antes e após a cirurgia de otoplastia. Tal estrutura, apesar de apresentar importância anatômica e cirúrgica para a correção da orelha de abano, é pouco discutida na literatura. Buscando contribuir com informações originais, almejou-se compreender um parâmetro cirúrgico da concha, auxiliando na percepção da mudança de profundidade após sua parcial ressecção, além de comparar esta mudança com a espessura da cartilagem estudada e demonstrar dados estatísticos desta estrutura na orelha proeminente. Analisando os dados do estudo, observa-se que a média de profundidade conchal no pré-operatório de otoplastia dos pacientes com orelhas proeminentes foi de aproximadamente 17 mm, alcançando um valor de aproximadamente 12 mm no pós-operatório tardio, e oferecendo uma diferença média de profundidade de 5 mm na evolução cirúrgica, não apresentando diferença estaticamente significativa entre os gêneros, a graduação da cartilagem auricular e o lado da orelha operada. A maioria das orelhas (96,9%) apresentou aumento da profundidade conchal no pós-operatório, principal objetivo de todo cirurgião ao realizar a ressecção da concha auricular.

PALAVRAS-CHAVE: orelha proeminente; otoplastia; profundidade conchal.

MATERIAL E MÉTODOS

Neste estudo de caráter original, foram avaliados 33 pacientes com orelha bilateral proeminente que receberam atendimento de otorrinolaringologistas nos anos 2016 e 2017, no Instituto Paranaense de Otorrinolaringologia – IPO, localizado em Curitiba, Paraná, totalizando 66 orelhas de amostra. Todos estes pacientes realizaram otoplastia, recebendo anestesia local e sedação para serem submetidos à cirurgia. Foi realizada medida da maior profundidade da concha, até o nível da anti-hélice, com uma régua simples de metal e estreita, para facilitar sua posição dentro da concha, e obtivemos um valor em milímetros (mm) no pré-operatório, no pós-operatório imediato, com 30 dias e com três meses de cirurgia, quando foi possível, conforme cooperação do paciente para o seguimento ambulatorial. Além disso, foi graduada de forma subjetiva a espessura da cartilagem auricular dos pacientes estudados, por meio da palpação, antes da cirurgia, em: cartilagem delgada, cartilagem de espessura moderada e cartilagem espessa. Esta graduação foi analisada apenas pelos colaboradores deste trabalho. Estas informações foram registradas nos prontuários eletrônicos, e, pelos dados captados destes prontuários de forma sigilosa, que foram transmitidos ao programa Microsoft Excel 2010, nós realizamos o tratamento estatístico e avaliamos a profundidade conchal, antes e após a otoplastia, obtendo assim um parâmetro de medida, compreendendo em quantos milímetros, em média, esta profundidade reduz e se há variação deste parâmetro conforme o tipo de cartilagem graduada. É muito importante relatar, que foi mantido absoluto sigilo de qualquer dado informativo do paciente participante. Além disso, declaramos que o estudo foi aprovado pelo Comitê de Ética do Instituto Paranaense de Otorrinolaringologia (IPO) sob o número CAEE 69607317.2.0000.5529 (conforme Resolução 466/12 do Conselho Nacional de Saúde - CONEP).

Enfatizando que não foi o foco deste estudo, mas, conceituando e descrevendo a cirurgia de forma objetiva e informativa, a otoplastia é uma cirurgia plástica das orelhas que visa retirar o excesso de cartilagem que ocorre em orelhas de abano, e remodelar as orelhas, almejando um melhor formato. Em geral, realiza-se: 1) infiltração anestésica do sítio cirúrgico; 2) incisão e remoção da pele retroauricular; 3) confecção de retalho musculocutâneo para melhor visualização da cartilagem auricular; 4) com auxílio de lâmina de bisturi e um descolador tipo Freer, faz-se remoção elíptica do excesso de cartilagem conchal superdesenvolvida, estabelecido por dois pontos, um superior e um inferior por meiode transfixação cartilaginosa com agulhas retas nestes pontos; 5) confecção de nova anti-hélice pelo enfraquecimento cartilaginoso, com incisões incompletas longitudinais e transversais, e suturas de Mustardé; 6) fixação da concha na mastoide; 7) correção do lóbulo, quando necessária, por meio de sutura desnivelada; 8) sutura da incisão retroauricular da pele, e, por fim, 8) realização de curativo, com pomada contendo antibiótico.

RESULTADOS

Os resultados obtidos no estudo foram descritos por frequências e percentuais (variáveis categóricas) ou por médias e desvios-padrões, medianas e amplitudes (variáveis quantitativas). Para a comparação dos lados direito e esquerdo da orelha em relação à medida da profundidade da concha auricular, foi usado o teste t de Student para amostras pareadas. Este mesmo teste foi considerado para as comparações das avaliações pós-operatórias com a avaliação pré-operatória. Para a comparação das classificações de graduação subjetiva da espessura da cartilagem auricular, foi usado o modelo de análise da variância (ANOVA) com um fator, e, para a comparação de sexos, foi usado o teste t de Student para amostras independentes. A análise das diferenças interaurais foi feita usando-se os testes não paramétricos de Mann-Whitney e de Kruskal-Wallis. A condição de normalidade das variáveis foi avaliada pelo teste de Kolmogorov-Smirnov. O nível de significância adotado foi de 0,05, sendo corrigido por Bonferroni para as comparações das avaliações pós-operatórias com a avaliação pré-operatória. Para essas comparações, valores de $p < 0,017$ indicaram significância estatística. Os dados foram analisados com o programa computacional IBM SPSS Statistics v.20.0. Armonk, NY: IBM Corp.

ANEXO I

Estatísticas descritivas de idade, sexo, raça e graduação

De acordo com os resultados obtidos, observa-se que foram avaliados pacientes de 7 a 55 anos de idade, com média de 19 anos, sendo o desvio-padrão significativamente alto, devido ao relativamente pequeno "n" de amostra apresentado, conforme Quadro 1 . Houve predomínio do sexo feminino, demonstrado no Quadro 2 , sendo a maioria dos pacientes da raça tipo caucasiana, como informa o Quadro 3 . Analisando a graduação subjetiva das cartilagens das orelhas, prevaleceu a cartilagem de espessura moderada, descrita no Quadro 4 .

Quadro 1. Avaliação da Idade dos Pacientes com Orelhas Proeminentes que se Submeteram à Otoplastia no Hospital IPO

	n	Média	Mediana	Mínimo	Máximo	Desvio-padrão
Idade (anos)	33	19,0	15	7	55	11,4

Quadro 2. Avaliação do Sexo dos Pacientes com Orelhas Proeminentes que se Submeteram à Otoplastia no Hospital IPO

Sexo	n	%
Feminino	20	60,6
Masculino	13	39,4
Total	33	100,0

Quadro 3. Avaliação da Raça dos Pacientes com Orelhas Proeminentes que se Submeteram à Otoplastia no Hospital IPO

Raça	n	%
Caucasiana	29	87,9
Parda	3	9,1
Negra	1	3,0
Total	33	100,0

Quadro 4. Graduação da Cartilagem das Orelhas dos Pacientes que se Submeteram à Otoplastia no Hospital IPO

Graduação subjetiva da espessura da cartilagem auricular	n	%
Delgada	10	30,3
Moderada	14	42,4
Espessa	9	27,3
Total	33	100,0

Comparação dos lados direito e esquerdo em relação à medida da profundidade da concha auricular, em cada momento de avaliação

Para cada um dos momentos de avaliação, testou-se a hipótese nula de que a diferença entre os dois lados é igual a zero (não há diferença entre os lados direito e esquerdo) *versus* a hipótese alternativa de que a diferença não é igual a zero (existe diferença entre os lados direito e esquerdo).

No Quadro 5 são apresentadas estatísticas descritivas das medidas de profundidade das conchas auriculares avaliadas nos dois lados e das diferenças entre os lados direito e esquerdo (direito – esquerdo). Também são apresentados os valores de probabilidade (p) dos testes estatísticos. No pré-operatório de otoplastia, a medida da profundidade da concha da orelha direita variou de 10 a 23 mm, com uma média de 17,2 mm; em relação à orelha esquerda, variou de 7 a 22 mm, com uma média de 16,9 mm; sendo a média de diferença de profundidade entre as orelhas de 0,27 mm, a diferença é

Quadro 5. Análise da Profundidade da Concha no Pré-Operatório de Otoplastia, no Pós-Operatório Imediato, com 30 Dias e com 3 Meses de Cirurgia

Avaliação	Lado	Profundidade da concha auricular em milímetros (mm)						Valor de p*
		n	Média	Mediana	Mínimo	Máximo	Desvio-padrão	
Pré-operatório	Direito	33	17,2	17	10	23	3,1	
	Esquerdo	33	16,9	17	7	22	3,3	0,383
	Dif. (dir.-esq.)	33	0,27	0	-2	4	1,8	
Pós-operatório imediato	Direito	33	11,7	11	7	17	2,2	
	Esquerdo	33	11,9	12	7	17	2,4	0,563
	Dif. (dir.-esq.)	33	0,2	0	-2	4	1,2	
30 dias de cirurgia	Direito	30	11,4	11	6	15	2,3	
	Esquerdo	30	11,6	12	6	15	2,6	0,339
	Dif. (dir.-esq.)	30	0,20	0	-2	6	2,0	
3 meses de cirurgia	Direito	32	11,8	12	7	16	2,3	
	Esquerdo	32	11,8	12	6	16	2,6	0,884
	Dif. (dir.-esq.)	32	-0,03	0	-3	3	1,2	

*Teste t de Student para amostras pareadas, p < 0,05.

pouco significativa. No pós-operatório imediato (POI), a medida da profundidade da concha da orelha direita variou de 7 a 17 mm, com média de 11,7 mm; a orelha esquerda teve a mesma variação, mas com média de 11,9 mm, sendo a diferença entre as profundidades dos dois lados de 0,2 mm. Após 30 dias de cirurgia, a profundidade conchal direita variou de 6 a 15 mm, com média de 11,4 mm; a orelha esquerda também teve a mesma variação, mas com média de 11,6 mm, levando a diferença de 0,2 mm. Após 3 meses de cirurgia, a medida da profundidade da concha direita variou de 7 a 16 mm, com média de 11,8 mm; enquanto a da esquerda variou de 6 a 16 mm, com mesma média. Como demonstra a Figura 1, em relação à diferença de profundidade da concha entre as orelhas, tanto no pré-operatório quanto no pós, os valores não ultrapassaram 1 mm, apesar do significativo desvio-padrão. Assim, considerando-se que, nas quatro avaliações (pré-operatório, POI, pós-operatório de 30 dias e pós-operatório de 3 meses), não foi encontrada diferença significativa entre os dois lados quanto à medida da profundidade da concha auricular, as análises apresentadas foram realizadas com base na média das medidas dos dois lados.

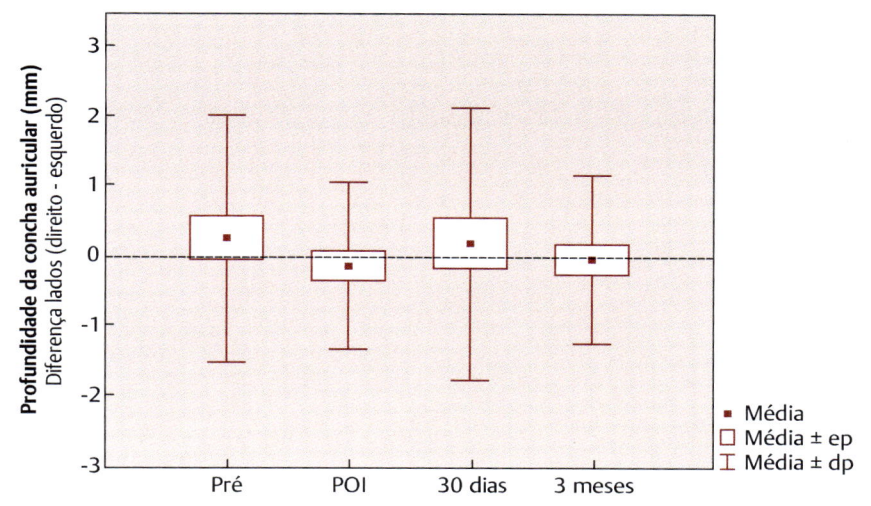

Fig. 1. Diferenças entre os lados direito e esquerdo quanto à profundidade da concha auricular analisadas nos momentos pré-operatório, pós-imediato, pós 30 dias e após 3 meses. ep: erro-padrão; dp: desvio-padrão.

Avaliação do efeito da cirurgia sobre as medidas da profundidade da concha auricular

Para cada uma das avaliações pós-operatórias (POI, 30 dias e 3 meses), testou-se a hipótese nula de que as médias da profundidade, na avaliação pós-operatória e na avaliação pré-operatória, são iguais *versus* a hipótese alternativa de médias diferentes. No Quadro 6, são apresentadas estatísticas descritivas da profundidade da concha auricular de acordo com os momentos de avaliação e os valores de probabilidade (p) dos testes estatísticos. Observa-se que a diferença da média de profundidade conchal entre o pré-operatório e pós-operatório imediato de otoplastia foi de 5,2 mm; em relação à diferença do pré-operatório e pós-operatório de 30 dias, obtemos o valor de 5,5 mm; enquanto, na diferença do pré-operatório e o pós-operatório de 3 meses, o valor apresentado foi de 5,2 mm. O valor de p foi < 0,001. Assim, os resultados indicam haver diferença significativa entre as medidas pós-operatórias quando comparadas à medida pré-operatória. E interpretando a evolução da profundidade conchal na Figura 2, observa-se que, apesar do significativo desvio-padrão, é visível a diferença entre o pré-operatório com valor da profundidade conchal próximo 17 mm, ao comparar as avaliações pós-operatórias que se aproximam dos 12 mm.

Quadro 6. Avaliação da Diferença da Média da Profundidade da Concha Auricular Comparando o Pré e Pós-Operatório de Otoplastia

Avaliação da profundidade	Profundidade da concha auricular (mm)						Valor de p*
	n	Média	Mediana	Mínimo	Máximo	Desvio-padrão	
Pré	33	17,0	17	8,5	22	3,1	
POI	33	11,8	11,5	7	17	2,2	< 0,001
Diferença (pré-POI)	33	5,2	5,5	0	9	2,1	
Pré	30	16,9	17	8,5	22	3,2	
30 dias	30	11,5	11,8	6,5	15	2,4	< 0,001
Diferença (pré-30dias)	30	5,5	4,8	0,0	12	3,0	
Pré	32	17,0	17	8,5	22	3,1	
3 meses	32	11,8	12	6,5	16	2,4	< 0,001
Diferença (pré-3 meses)	32	5,2	4,5	0	11,5	2,9	

*Teste t de Student para amostras pareadas, p < 0,017 (correção de Bonferroni).

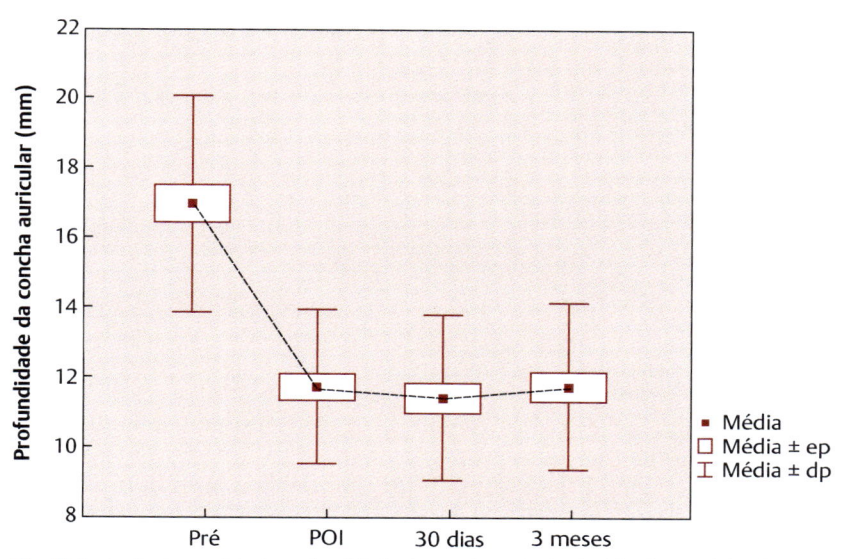

Fig. 2. Evolução da medida da profundidade da concha auricular (média das medidas dos lados direito e esquerdo); ep: erro-padrão. dp: desvio-padrão.

Comparação das classificações da graduação subjetiva da espessura da cartilagem auricular em relação às medidas da profundidade da concha auricular

Inicialmente, para cada uma das avaliações da medida da profundidade da concha auricular, testou--se a hipótese nula de que as médias são iguais para as três classificações da Graduação (delgada, moderada e espessa) *versus* a hipótese alternativa de que as médias não são todas iguais. No Quadro 7, são apresentadas estatísticas descritivas da profundidade em cada avaliação e das diferenças entre as avaliações pós-operatórias e a avaliação pré-operatória. Também são apresentados os valores de p dos testes estatísticos. Para todas as variáveis analisadas, apesar da maioria dos pacientes apresentarem orelhas com cartilagem de espessura moderada, não foram encontradas diferenças significativas entre as três classificações de Graduação, comparando-se com a análise da profundidade conchal no pré e no pós-operatório. Porém, é notável que a profundidade conchal em relação às orelhas de cartilagem espessa é discretamente maior no pós-operatório tardio e também apresenta uma evolução de aumento da profundidade conchal um pouco menor, ao comparar-se com demais graduações de cartilagem. Além disso, é possível notar, na Figura 3, como a evolução da profundidade conchal, ao comparar-se o pré e pós-operatório de otoplastia, mantém-se semelhante entre as graduações de cartilagem delgada e de espessura moderada, e a redução da profundidade conchal, na evolução pós--cirúrgica da orelha de cartilagem espessa, é discretamente menor em relação às outras graduações.
É importante citar que, conforme Quadro 8, para cada uma das classificações de Graduação e para cada uma das avaliações pós-operatórias, testou-se a hipótese nula de que as médias da profundidade na avaliação pós-operatória e na avaliação pré-operatória são iguais *versus* a hipótese alternativa de médias diferentes. No Quadro 8, são apresentados os valores de p dos testes estatísticos.

Quadro 7. Comparação da Profundidade Conchal no Pré e Pós-Operatório de Otoplastia com a Graduação da Espessura da Cartilagem Auricular

Avaliação da profundidade	Graduação	Profundidade da concha auricular (mm)						Valor de p*
		n	Média	Mediana	Mínimo	Máximo	Desvio-padrão	
Pré	Delgada	10	15,9	16,8	8,5	22	4,2	
	Moderada	14	17,7	17,5	10	21,5	3,0	0,374
	Espessa	9	17,2	17,5	15	18,5	1,2	
POI	Delgada	10	11,0	10,5	7	17	3,0	
	Moderada	14	12,3	12	9	17	1,9	0,357
	Espessa	9	12,0	11,5	10,5	14	1,5	
30 dias	Delgada	8	10,6	11,5	6,5	12,5	2,0	
	Moderada	14	11,1	11,8	7	15	2,7	0,088
	Espessa	8	13,0	13	11	15	1,5	
3 meses	Delgada	9	11,1	12	6,5	13	2,2	
	Moderada	14	11,4	12	7,5	16	2,7	0,103
	Espessa	9	13,2	13	11	16	1,5	
Dif. (pré-POI)	Delgada	10	5,0	5	0	8	2,5	
	Moderada	14	5,5	5,3	1	9	2,4	0,843
	Espessa	9	5,2	5,5	3	7	1,2	
Dif. (pré-30dias)	Delgada	8	4,6	4,8	0	9,5	2,7	
	Moderada	14	6,6	6,5	1,5	12	3,6	0,152
	Espessa	8	4,3	4	3,5	6,5	1,0	
Dif. (pré-3 meses)	Delgada	9	4,7	4,5	0	9,5	2,7	
	Moderada	14	6,4	6	1,5	11,5	3,6	0,127
	Espessa	9	3,9	4	2,5	5,5	1,0	

*ANOVA com um fator, p < 0,05.

ANEXO I

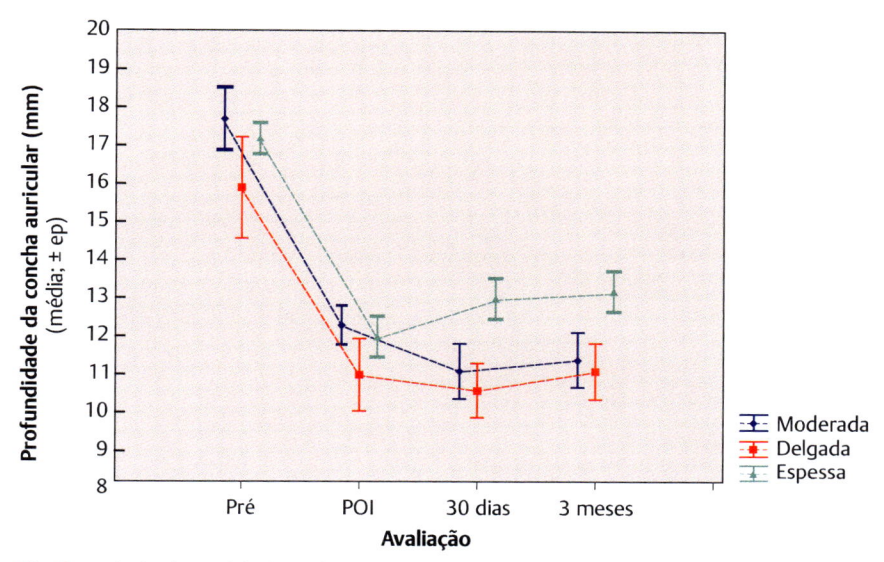

Fig. 3. Evolução da medida da profundidade da concha auricular de acordo com as classificações de graduação subjetiva da espessura da cartilagem auricular (delgada, moderada e espessa). ep: erro-padrão; dp: desvio-padrão.

Quadro 8. Análise dos Valores de Probabilidade p para Cada uma das Classificações de Graduação da Cartilagem Auricular e para a Avaliação da Evolução da Profundidade Conchal ao Comparar o Pré e Pós-Operatório

Graduação	Valor de p (Pré × POI)	Valor de p (Pré × 30 dias)	Valor de p (Pré × 3 meses)
Delgada	< 0,001	0,002	0,001
Moderada	< 0,001	< 0,001	< 0,001
Espessa	< 0,001	< 0,001	< 0,001

*Teste t de Student para amostras pareadas, p < 0,017 (correção de Bonferroni).

Comparação de sexos em relação às medidas da profundidade da concha auricular

Inicialmente, para cada uma das avaliações da medida da profundidade da concha auricular, testou-se a hipótese nula de que as médias são iguais para ambos os sexos *versus* a hipótese alternativa de que as médias são diferentes. No Quadro 9 , são apresentadas estatísticas descritivas da profundidade em cada avaliação e das diferenças entre as avaliações pós-operatórias e a avaliação pré-operatória. Também são apresentados os valores de p dos testes estatísticos. Observam-se valores da profundidade conchal no pré e pós-operatório de otoplastia, com medidas sem grandes diferenças entre os dois sexos. Em seguida, como demonstrado no Quadro 10, para cada sexo e para cada uma das avaliações pós-operatórias, testou-se a hipótese nula de que as médias da profundidade na avaliação pós-operatória e na avaliação pré-operatória são iguais *versus* a hipótese alternativa de médias diferentes. No Quadro 10 , são apresentados os valores de p dos testes estatísticos, todos com valores < 0,001.
Nota-se também, interpretando a Figura 4 , que a evolução da medida da profundidade da concha auricular foi semelhante entre os sexos.

Quadro 9. Análise da Profundidade Conchal por Sexo, no Pré e Pós-operatório de Otoplastia

Avaliação da profundidade	Sexo	Profundidade da concha auricular (mm)						Valor de p*
		n	Média	Mediana	Mínimo	Máximo	Desvio-padrão	
Pré	Feminino	20	16,6	17	9	22	3,2	
	Masculino	13	17,7	18	10	22	2,9	0,347
POI	Feminino	20	11,5	11,5	7	15	2,0	
	Masculino	13	12,3	11,5	9	17	2,5	0,322
30 dias	Feminino	19	11,1	11,5	7	15	2,6	
	Masculino	11	12,1	12	9	15	1,9	0,283
3 meses	Feminino	19	11,4	12	7	15	2,6	
	Masculino	13	12,4	12	9	16	2,0	0,228
Dif. (pré-POI)	Feminino	20	5,1	4,8	0	9	2,3	
	Masculino	13	5,4	5,5	1	8	1,9	0,734
Dif. (pré-30dias)	Feminino	19	5,5	4,5	0	12	3,3	
	Masculino	11	5,5	5	2	11	2,5	0,964
Dif. (pré-3 meses)	Feminino	19	5,2	4,5	0	12	3,2	
	Masculino	13	5,2	5	2	11	2,6	0,966

*Teste t de Student para amostras independentes, p < 0,05.

Quadro 10. Valores de p dos Testes Estatísticos para Cada Sexo em Relação a Análise Pré e Pós-Operatória de Otoplastia

Sexo	Valor de p (Pré × POI)	Valor de p (Pré × 30 dias)	Valor de p (Pré × 3 meses)
Feminino	< 0,001	< 0,001	< 0,001
Masculino	< 0,001	< 0,001	< 0,001

*Teste t de Student para amostras pareadas, p < 0,017 (correção de Bonferroni).

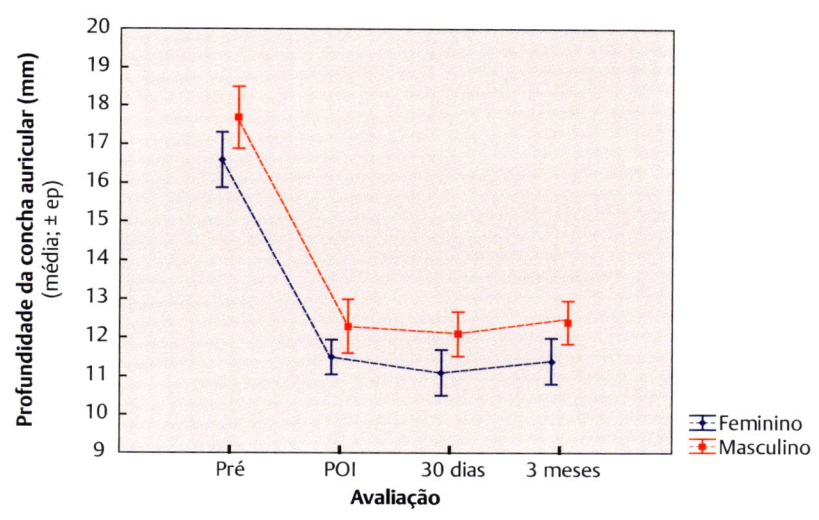

Fig. 4. Evolução da medida da profundidade da concha auricular de acordo com o sexo.
ep: erro-padrão; dp: desvio-padrão.

Avaliação da diferença interaural
Comparação entre a diferença interaural no pré-operatório e a diferença interaural no pós-operatório de 3 meses

Testou-se a hipótese nula de que os resultados da diferença interaural são iguais nas duas avaliações (pré e pós-operatório de 3 meses) *versus* a hipótese alternativa de que os resultados são diferentes. No Quadro 11, são apresentadas estatísticas descritivas da diferença interaural nas avaliações pré e em 3 meses de pós-operatório. O resultado do teste estatístico indicou a rejeição da hipótese nula, ou seja, há diferença entre as avaliações pré e pós 3 meses quanto à diferença interaural. Na avaliação pré-operatória, a diferença apresentou-se maior do que na avaliação após 3 meses, também notado na Figura 5, sendo valores significativamente pequenos para a prática do cirurgião.

Quadro 11. Estatística Descritiva da Diferença Interaural Comparando o Pré-Operatório com 3 Meses de Pós-Operatório de Otoplastia

	Diferença interaural (mm)						Valor de p*
	n	Média	Mediana	Mínimo	Máximo	Desvio-padrão	
Pré-operatório	33	1,30	1	0	4	1,21	
PO 3 meses	33	0,70	0	0	3	0,95	0,020

*Teste não paramétrico de Wilcoxon, $p < 0,05$.

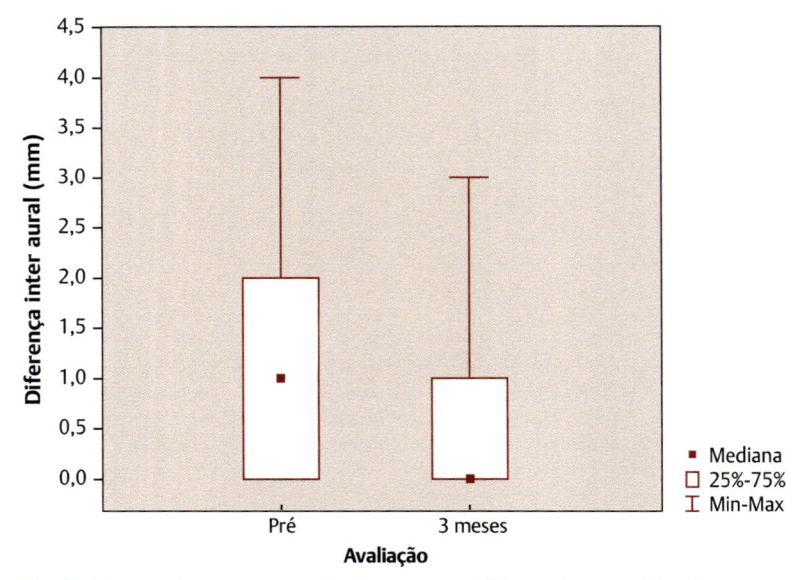

Fig. 5. Diferença interaural nas avaliações pré-operatórias e pós-operatórias de 3 meses.

Comparação das classificações da graduação subjetiva da espessura da cartilagem auricular em relação à diferença interaural pré-operatória e à diferença interaural pós-operatória de 3 meses

Para a diferença interaural pré-operatória e a diferença interaural pós-operatória de 3 meses, testou-se a hipótese nula de que os resultados são iguais para as três classificações da Graduação (delgada, moderada e espessa) *versus* a hipótese alternativa de que os resultados não são todos iguais. No Quadro 12, são apresentadas estatísticas descritivas da diferença interaural pré-operatória e diferença interaural com 3 meses de cirurgia, de acordo com as classificações.

Quadro 12. Análise Estatística Descritiva da Diferença Interaural Pré-Operatória e a Diferença Interaural com 3 Meses de Cirurgia

Avaliação da diferença interaural	Graduação	Diferença interaural (mm)						Valor de p*
		n	Média	Mediana	Mínimo	Máximo	Desvio-padrão	
Pré-operatório	Delgada	10	1,00	1	0	3	1,05	
	Moderada	14	1,43	1	0	4	1,60	0,518
	Espessa	9	1,44	1	1	2	0,53	
Pós-operatório de 3 meses	Delgada	10	1,10	1	0	3	1,10	
	Moderada	14	0,43	0	0	3	0,85	0,160
	Espessa	9	0,67	0	0	2	0,87	

*Teste não paramétrico de Kruskal-Wallis, $p < 0,05$.

Comparação dos sexos em relação à diferença interaural pré-operatória e à diferença interaural pós-operatória de 3 meses

Para a diferença interaural pré-operatória e a diferença interaural no terceiro mês de pós-operatório, testou-se a hipótese nula de que os resultados são iguais para ambos os sexos *versus* a hipótese alternativa de que os resultados são diferentes. No Quadro 13, são apresentadas estatísticas descritivas da diferença interaural pré-operatória e diferença interaural com 3 meses de cirurgia, de acordo com os sexos. Também são apresentados os valores de p dos testes estatísticos. Nota-se discreto predomínio da diferença interaural no sexo masculino.

Quadro 13. Diferença Interaural Pré-Operatória e Diferença Interaural com 3 Meses de Cirurgia de Acordo com os Sexos

Avaliação da diferença interaural	Sexo	Diferença interaural (mm)						Valor de p*
		n	Média	Mediana	Mínimo	Máximo	Desvio-padrão	
Pré-operatório	Feminino	20	1,00	1	0	3	0,97	0,158
	Masculino	13	1,77	1	0	4	1,42	
Pós-operatório de 3 meses	Feminino	20	0,60	0	0	3	0,82	0,730
	Masculino	13	0,85	0	0	3	1,14	

*Teste não paramétrico de Mann-Whitney, p < 0,05.

Avaliação da quantidade de orelhas que apresentaram aumento, redução ou manutenção da profundidade conchal no pós-operatório de 3 meses de otoplastia

Conforme interpretação dos Quadros 14 a 16, nota-se que 96,9% das orelhas operadas apresentaram aumento da profundidade conchal no pós-operatório de 3 meses, sendo este o principal objetivo de todo cirurgião ao realizar a ressecção da concha auricular. Observa-se que nenhuma orelha teve redução da profundidade conchal com 3 meses de pós-operatório. Porém, 3,1% das orelhas operadas apresentaram manutenção dessa profundidade. Esta avaliação foi realizada com 64 orelhas entre 66, pois um paciente não retornou ao consultório para o acompanhamento da evolução pós-cirúrgica.

Quadro 14. Avaliação de Quantas Orelhas Apresentaram Redução da Profundidade da Concha com 3 Meses de Pós-Operatório ao Se Comparar com o Pré-operatório

Total de orelhas do estudo	Diferença 3 meses – Pré-op.	Nº de orelhas avaliadas nesta situação	%	Média mm	Moda
66	62	64	96,9	5,2	3

Quadro 15. Avaliação de Quantas Orelhas Apresentaram Aumento da Profundidade da Concha com 3 Meses de Pós-Operatório ao Se Comparar com o Pré-operatório

Total de orelhas do estudo	Diferença 3 meses – Pré-op.	Nº de orelhas avaliadas nesta situação	%
66	0	64	0

Quadro 16. Avaliação de Quantas Orelhas Tiveram Manutenção da Profundidade Conchal com 3 Meses de Pós-Operatório ao Se Comparar com o Pré-Operatório

Total de orelhas do estudo	Diferença 3 meses – Pré-op.	Nº de orelhas avaliadas nesta situação	%	Mantiveram-se iguais ou menores que 15 mm	%
66	2	64	3,1	2	100

DISCUSSÃO

É importante enfatizar que há poucos dados literários sobre a concha auricular, apesar de esta estrutura apresentar grande importância anatômica e cirúrgica para a correção da orelha de abano. Diante disso, consideramos o estudo como de caráter original.

Ribeiro & Filho (2011) informam que indivíduos de qualquer idade podem se submeter à otoplastia, mas a idade ideal seria à pré-escolar (até os seis anos de idade), quando a cartilagem é mais facilmente moldável. Em nosso estudo, houve uma média de idade de 19 anos, variando entre 7 a 55 anos, com grande desvio-padrão. Idade maior que o informado em literatura e os motivos podem ser vários: medo do responsável do paciente em autorizar à submissão de uma cirurgia com anestesia local e sedação, insegurança do cirurgião em intervir cirurgicamente uma criança com este tipo de anestesia, desejo dos pais em esperar a maior idade do filho para decidir sobre a cirurgia.

Alexander *et al.* (2011) afirmam não haver dados literários publicados para sugerir se a orelha proeminente ocorre com mais frequência em algum grupo étnico em particular, e observa-se que há distribuição uniforme entre homens e mulheres. Mas conforme o estudo morfométrico de orelhas humanas realizado por estes autores há leve predomínio de proeminência auricular no gênero masculino; e, quanto a grupo étnico, os voluntários etnicamente indianos tiveram as maiores orelhas, seguidos por caucasianos e afro-caribenhos. No nosso estudo, houve maior proeminência auricular no sexo feminino e na raça caucasiana, além da maioria dos pacientes apresentarem cartilagens de espessura delgada, características oriundas provavelmente do padrão de população da região em que se encontra o instituto onde foi realizado este estudo, que é o caucasiano.

Kelley *et al.* (2003) e Pawar *et al.* (2015) relatam que uma concha auricular é considerada profunda quando sua maior depressão em relação a anti-hélice apresenta uma medida acima de 1,5 cm (ou 15 mm). Entretanto, não encontramos dados literários informando a média de profundidade conchal na maioria dos pacientes com orelhas proeminentes.

Analisando os dados do nosso estudo, que sofreram um complexo tratamento estatístico, observa-se que a média de profundidade conchal no pré-operatório de otoplastia dos pacientes com orelhas de abano foi de aproximadamente 17 mm bilateralmente, sem variação importante entre as orelhas direita e esquerda. Alcançou-se um valor importante de aproximadamente 12 mm no pós-operatório tardio, oferecendo, assim, uma diferença média de profundidade de 5 mm na evolução cirúrgica, e não apresentando diferença estaticamente significativa entre os gêneros, a graduação da cartilagem auricular e o lado da orelha operada. Felizmente, a grande maioria das orelhas (96,9%) apresentou aumento da profundidade conchal no pós-operatório tardio, que assim se manteve, sendo este o principal objetivo de todo cirurgião ao realizar a ressecção da concha auricular.

CONCLUSÃO

Diante da cautelosa interpretação do tratamento estatístico sobre os dados envolvendo a concha auricular no pré e pós-operatório dos pacientes que foram submetidos à otoplastia no Instituto Paranaense de Otorrinolaringologia – IPO, nós podemos informar que a profundidade conchal se reduz, em média, em cinco milímetros após a intervenção cirúrgica, e que este parâmetro pouco se altera com a graduação de cartilagem ou com o gênero do paciente, mantendo uma profundidade conchal adequada tardiamente, ao se comparar com a normalidade demonstrada em algumas importantes literaturas. O estudo contribuiu com informações originais para os especialistas envolvidos com a cirurgia plástica de orelhas proeminentes, obtendo um parâmetro cirúrgico da concha para auxiliar nas aferições em otoplastia. Apesar da pequena amostra de pacientes, acreditamos que, de forma objetiva, demonstramos, com sucesso, informações úteis e concretas envolvendo a concha auricular, para guiar e orientar o conhecimento do cirurgião sobre esta estrutura, antes de intervir em uma orelha de abano.

AGRADECIMENTOS

Agradecemos ao querido orientador Doutor Caio Marcio Correia Soares, que se demonstrou presente, durante toda a construção deste estudo, assumindo o real papel de professor, transmitindo ensinamentos e orientações sempre que foi necessário.

Ao Instituto Paranaense de Otorrinolaringologia – IPO, por oferecer equipe de qualidade para a análise estatística e elaboração do projeto de pesquisa, além de disponibilizar ambiente e material adequado para avaliação das orelhas dos pacientes.

Aos colegas otorrinolaringologistas do programa Fellowship, ano 2017, do Hospital IPO, que, pela voluntariedade de seus pacientes, nos possibilitaram complementar a amostra deste estudo.

Aos nossos familiares, que nos apoiam para seguir o caminho certo na profissão e na vida.

REFERÊNCIAS BIBLIOGRÁFICAS

Alexander HS et al. A morphometric study of the human ear. J Plast Reconstr Aesthet Surg 2010;64(1):41-7.
Beasley NJP, Jones NS. Otoplasty: the problem of the deep conchal bowl. J Laryngol Otol 1996; 110:864-8.
Brockhoff CH et al. Anatomical analysis of the conchal bowl cartilage. J Oral Maxilofac Surg 2014; 72(11,):2248-55.
Carreirão S et al. Correção da orelha de abano pela técnica de incisão cartilaginosa, definição da antélice com pontos de Mustardé e fixação da cartilagem conchal na mastoide. Rev Bras Cir Plást 2011; 26(4):602-7.
Kelley P,Hollier L, Stal S. Otoplasty: evaluation, technique and review. J Craniofac Surg 2003; 14(5):643-53.
Pawar SS, Koch CA, Murakami C. Treatment of prominent ears and otoplasty. A contemporary review. JAMA Facial Plastic Surgery 2015; 17(6):449-54.
Ribeiro FAQ, Filho IB. Otoplastia. In: Neto SC et al. Tratado de otorrinolaringologia e cirurgia cervico facial. 2.ed. São Paulo: Roca; 2011.
Soares C. Otoplastia. Curitiba: Estúdio Invertido; 2016.

Anexo II
OTOPLASTIA BASEADA EM EVIDÊNCIA EM RELAÇÃO À UNIDADE ESTÉTICA ANGULAR

ESTUDO COMPARATIVO DA EFICÁCIA DA TÉCNICA CIRÚRGICA COM E SEM PRESERVAÇÃO DA CARTILAGEM DA CONCHA AURICULAR NA OTOPLASTIA ATRAVÉS DA MEDIDA DOS ÂNGULOS CEFALOAURICULAR E ESCAFOCONCHAL

CAIO MARCIO CORREIA SOARES

Tese apresentada ao programa de Pós-Graduação em Clínica Cirúrgica do Setor de Ciências da Saúde da Universidade Federal do Paraná, como requisito á obtenção do grau de Doutor.
Orientador: Prof. Dr. Renato da Silva Freitas
Coordenador do Programa: Prof. Dr. Jorge Eduardo Fouto Matias

RESUMO

Introdução: Aproximadamente 5% da população possui orelhas proeminentes. As quatro causas mais comuns de orelha de abano são: anti-hélice subdesenvolvida, aumento dos ângulos cefaloauricular e escafoconchal, hiperdesenvolvimento da concha e protrusão do lóbulo. São descritos na literatura mais de 200 procedimentos cirúrgicos para o tratamento da orelha em abano. As técnicas podem ser divididas em duas categorias: com conservação da cartilagem e aquela em que há interrupção da mesma. As técnicas com ressecção objetivam eliminar a memória da cartilagem para modificação da forma das orelhas. Porém, elas podem levar a importantes assimetrias. A literatura a respeito deste assunto ainda é escassa, reforçando a importância do estudo. Há carência de trabalhos prospectivo e duplo-cego que comparem resultados pós-cirúrgicos entre técnicas de otoplastia. **Objetivos:** Comparar duas técnicas cirúrgicas de otoplastia, com e sem preservação da cartilagem conchal, através da mensuração dos ângulos cefaloauricular e escafoconchal. **Metodologia:** Foram avaliados 20 pacientes, sendo alocados aleatoriamente em dois grupos com dez participantes cada, submetidos a um estudo prospectivo e duplo-cego para avaliação de medidas pré e pós-operatórias com o uso de molde de alginato, a fim de comparar as medidas obtidas com as duas técnicas citadas. Para a comparação das duas técnicas cirúrgicas (com e sem remoção da cartilagem da concha auricular) quanto às avaliações do pré-cirúrgico e à redução após seis meses, foi usado o teste t de Student para amostras independentes. Esta comparação, em relação à avaliação após seis meses de cirurgia, foi feita considerando-se o modelo de análise de covariância (ANCOVA) ajustada para a avaliação pré-cirúrgica. Para as comparações entre as técnicas cirúrgicas em relação à redução percentual após seis meses, foi usado o teste não paramétrico de Mann-Whitney. A comparação entre a avaliação pré-cirúrgica e a avaliação após seis meses de cirurgia, dentro de cada técnica cirúrgica, foi feita usando-se o teste t de Student para amostras pareadas. Para a comparação dos vetores compostos pelas médias das duas variáveis de interesse no estudo, foi usada a estatística T2 de Hotelling. A condição de normalidade das variáveis foi avaliada pelo teste de Kolmogorov-Smirnov. Valores de p < 0,05 indicaram significância estatística. **Resultado:** Em ambas as técnicas cirúrgicas, ao aferir os moldes de alginato, observou-se redução expressiva nas médias dos ângulos cefaloauriculares e escafoconchal. Para a técnica com preservação da cartilagem, foi encontrada diferença significativa entre as médias pré e pós seis meses (p < 0,001). Para a técnica com remoção da concha também há diferença significativa entre pré e pós seis meses (p < 0,001). No entanto, ao comparar-se as técnicas quanto às reduções nas duas variáveis após seis meses, não foi encontrada diferença significativa entre elas (p = 0,887). **Conclusão:** Infere-se que ambas as técnicas cumprem seus objetivos, mas não se pode afirmar a superioridade de uma sobre a outra sem a realização de mais estudos comparativos.

Palavras-Chave: Otoplastia; Alginato; Ângulos auriculares; Orelhas proeminentes.

PACIENTES E MÉTODOS

Trata-se de um estudo prospectivo, duplo-cego e randomizado. O trabalho foi submetido ao Comitê de Ética e Pesquisa (CEP) em 20/10/2014 e aprovado em 28/11/2014 sob o número de CAE 37704114.7.0000.5529. O estudo compreende o período de outubro de 2014 a novembro de 2016. Foram avaliados 20 pacientes, totalizando 20 orelhas direitas e 20 orelhas esquerdas, uma vez que a correção foi bilateral em todos os casos. Previamente à cirurgia, os pacientes foram submetidos à moldagem auricular com alginato. A situação foi repetida seis meses após o procedimento e metodologia será descrita adiante. O alginato é usado com o intuito de criar um molde para cada orelha. Os pacientes foram submetidos à otoplastia sob a Técnica Eclética descrita por Maniglia. Desses 20 pacientes, 10 foram submetidos à técnica com remoção parcial da concha e outros 10 à técnica com preservação da cartilagem conchal. Essa divisão foi realizada de maneira aleatória.

Abordagem pré-operatória
Avaliação do paciente

As queixas e expectativas dos pacientes e familiares foram amplamente discutidas, principalmente no que diz respeito às limitações cirúrgicas e às complicações pós-operatórias. As alterações anatômicas foram observadas e avaliadas, além da não formação da anti-hélice, o superdesenvolvimento da concha, a concavidade da cruz superior da anti-hélice, a protrusão do lóbulo da orelha, a inexistência de cruz inferior e a topografia do pavilhão. Estas foram as características encontradas. Foi necessária a avaliação destas deformidades comparando-se as duas orelhas. Da mesma forma, considerar a espessura da cartilagem auricular teve um significado importante.

Além disso, na visão lateral, a inclinação do pavilhão auricular a ser atingida seria próxima de 20 graus em relação à linha vertical. Trata-se de uma linha imaginária que se inicia no topo do pavilhão auricular e termina no lóbulo. Normalmente, coincide paralelamente à linha do dorso nasal. Em relação à topografia do pavilhão, a porção lateral da sobrancelha deve ficar no mesmo nível da porção mais alta do pavilhão (Fig. 1).

A falha na observação das alterações pré-operatórias pode levar a correções mal-sucedidas e à insatisfação quanto ao resultado. A aplicação e a assinatura do termo de consentimento foram condutas rotineiras antes da cirurgia.

Objetivos cirúrgicos

Dentre os objetivos da cirurgia, podemos destacar enfaticamente a correção dos principais defeitos anatômicos, tais como: confecção da nova anti-hélice; remoção ou não do excesso da concha; correção do lóbulo e da topografia do pavilhão auricular; hélice posicionada lateralmente em relação à anti-hélice na visão frontal; correto alinhamento dos polos superior e inferior perfeitamente com o terço médio do pavilhão auricular; e medida dos ângulos céfaloauriculares adequada aos parâmetros anatômicos estipulados.

O sulco retroauricular deve ser mantido sem aproximação em excesso da orelha à mastoide. A borda do pavilhão auricular não deve ficar muito próxima à região retroauricular. As distâncias na par-

ANEXO II

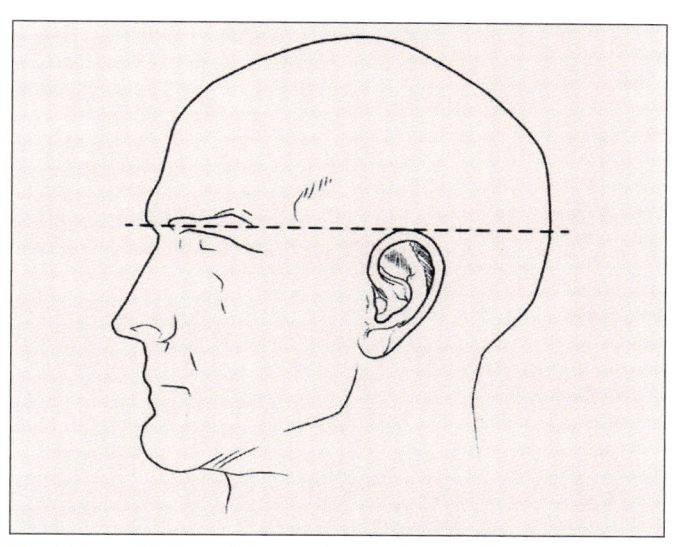

Fig. 1. Topografia do pavilhão auricular em relação à sobrancelha.

te superior entre 10-12 milímetros, no terço médio entre 16-18 milímetros e no terço inferior (na cauda da hélice e lóbulo) entre 20-22 mm devem ficar esteticamente ideais.
A simetria interaural é considerada aceitável quando as diferenças são de até 3 mm, na comparação entre pré e pós-operatórios. A superfície posterior deve estar livre de cicatrizes extensas, extrusões de fios ou granulomas. Os resultados devem ser duradouros.

Medidas pré e pós-operatórias
Realizou-se a moldagem auricular com o uso de alginato no pré-operatório e seis meses após a cirurgia (Fig. 2). O alginato da marca Dencrigel® foi misturado com a quantidade proporcional de água sugerida pelo fabricante, sendo espatulado por 45 segundos. A massa foi colocada então na cuba, preenchendo-a até as bordas, evitando formação de espaços e bolhas dentro do material. É importante ressaltar que o processo não pode demorar, pois o material endurece com relativa rapidez.

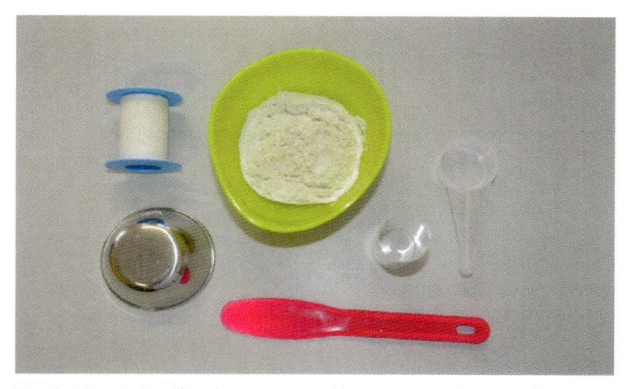

Fig. 2. Materiais utilizados para a moldagem auricular com alginato.

Com o paciente sentado, as orelhas já higienizadas com água e devidamente secas, os cabelos protegidos com fita microporosa, englobou-se a orelha com a cuba contendo a massa (Fig. 3). A cuba permaneceu na orelha por aproximadamente um a dois minutos. O sistema foi removido com cuidado, evitando movimentos bruscos, para não ocorrer a ruptura do molde.

O molde seco foi então retirado da cuba. O corte e as medições seguiram-se dentro da primeira hora após a moldagem.

O primeiro corte é realizado transversalmente, exatamente no meio do comprimento cefalocaudal da orelha. O segundo corte é realizado entre o corte 1 e a extremidade superior da orelha, a uma igual distância.

Para a mensuração do ângulo céfaloauricular foi utilizado o corte 1, sendo definido como a intersecção entre uma linha traçada da porção lateral da mastoide passando entre o trágus e o meio da hélix (Fig. 4).

O ângulo escafoconchal é obtido no corte 2, com as mesmas estruturas, em uma visão posterior da orelha (Fig. 5).

Os moldes foram fotografados de maneira padronizada imediatamente após a sua realização com o uso de câmera fotográfica da marca Sony Cyber-Shot® 7,2 *megapixels*, com lente Carl Zeiss Vario Tessar® 2,8-5,8/5,35-21,4. As fotos foram legendadas e enviadas para a avaliação de um examinador externo, de modo que esse não faça inferência de qual técnica foi utilizada. O examinador realizou a mensuração dos ângulos escafoconchal e cefaloauricular, por meio do programa de computador Onde Rulers com o uso da função Protactor Ruler.

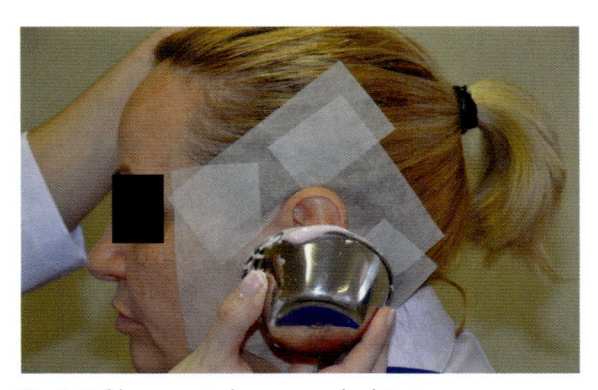

Fig. 3. Moldagem auricular com uso de alginato.

Fig. 4. Corte 1 do molde de alginato.

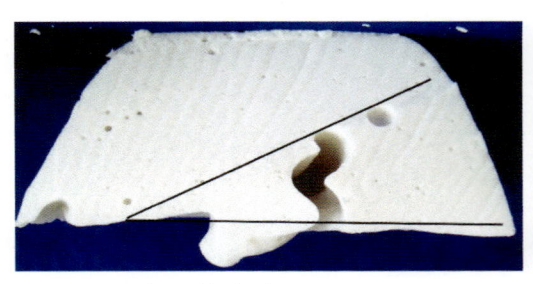

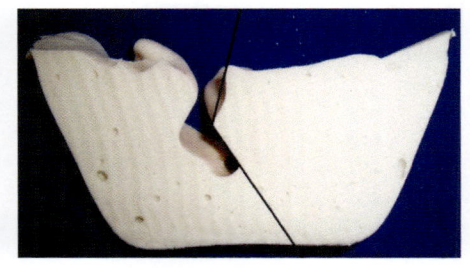

Fig. 5. Corte 2 do molde de alginato.

RESULTADOS

Inicialmente, as técnicas cirúrgicas foram comparadas em relação aos resultados da avaliação pré e pós e, também, em relação às diferenças entre pré e pós (redução). Esta redução foi considerada de forma absoluta (diferença pré-pós) e de forma relativa (% de redução em relação à avaliação pré). Em seguida, dentro de cada técnica cirúrgica, foram comparados os momentos de avaliação (pré versus pós).

Avaliação do ângulo cefaloauricular
Comparação dos grupos definidos pela técnica (com × sem remoção)

Para a avaliação pré, pós e redução absoluta entre o pré e o pós, testou-se a hipótese nula de que a média da técnica sem remoção é igual à média da técnica com remoção *versus* a hipótese alternativa de médias diferentes. Para a comparação entre as técnicas em relação à avaliação pós, a avaliação pré foi incluída como covariável (ou seja, a comparação entre as técnicas após seis meses foi ajustada para os resultados na avaliação pré).

Para a redução percentual entre pré e pós, testou-se a hipótese nula de que os resultados da técnica sem remoção são iguais aos resultados da técnica com remoção, *versus* a hipótese alternativa de resultados diferentes.

No Quadro 1, são apresentadas estatísticas descritivas das avaliações do ângulo cefaloauricular de acordo com a técnica. Também são apresentados os valores de p dos testes estatísticos.

No período pré-operatório, o ângulo cefaloauricular nos grupos com remoção e sem remoção da concha auricular não demonstrou diferença estatística, tendo medianas de 41,5 e 43,0, respectivamente. Após o procedimento cirúrgico, os ângulos foram de 30,0 e 29,0, respectivamente, também sem diferença significativa.

Comparação das avaliações dentro de cada grupo (pré × pós)

Para cada uma das técnicas cirúrgicas (com e sem remoção), testou-se a hipótese nula de que a média na avaliação pré é igual à média na avaliação pós *versus* a hipótese alternativa de médias diferentes. Para a técnica sem remoção, foi encontrada diferença significativa entre as médias pré e pós seis meses (p < 0,001). Para a técnica com remoção também há diferença significativa entre o pré e o pós 6 meses (p < 0,001). Em ambas as técnicas cirúrgicas, observou-se uma redução expressiva nas médias do ângulo cefaloauricular. Os Gráficos 1 e 2 ilustram os resultados obtidos.

Quadro 1. Avaliações do ângulo céfalo-auricular de acordo com a técnica

Ângulo cefaloauricular	Remoção	n	Média	Mediana	Mínimo	Máximo	Desvio padrão	Valor de p
Pré-cirurgia	Com	20	42,9	41,5	30,0	56,0	8,1	0,506[a]
	Sem	20	44,8	43,0	28,0	61,0	10,2	
Pós-cirurgia	Com	20	29,9	30,0	23,0	39,0	4,4	0,505[b]
	Sem	20	29,3	29,0	20,0	40,0	6,5	
Redução absoluta (pré-pós)	Com	20	13,0	11,5	2,0	25,0	7,6	0,350[a]
	Sem	20	15,5	13,0	0,0	32,0	9,3	
Redução %	Com	20	28,5%	27,7%	5,4%	51,1%	13,5%	0,301[c]
	Sem	20	32,8%	34,8%	0,0%	59,3%	15,8%	

[a] Teste t de Student para amostras independentes, p < 0,05
[b] ANCOVA com um fator, incluindo a avaliação pré como covariável, p < 0,05
[c] Teste não-paramétrico de Mann-Whitney, p < 0,05

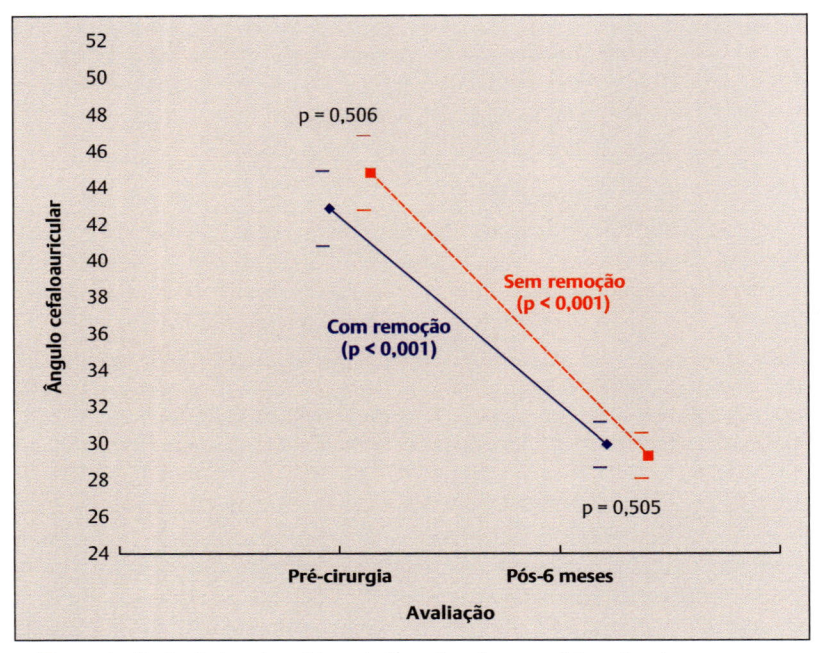

Gráfico 1. Avaliação do ângulo cefaloauricular pré e pós-operatório após seis meses, comparando-se técnicas cirúrgicas com e sem remoção da concha.

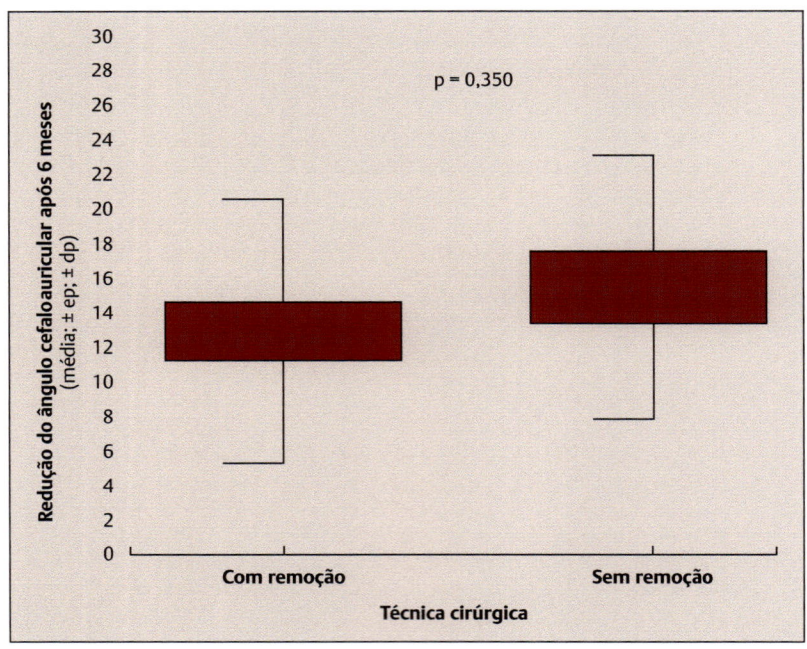

Gráfico 2. Avaliação da redução do ângulo cefaloauricular após seis meses, comparando técnicas cirúrgicas com e sem remoção da concha.

Avaliação do ângulo escafoconchal
Comparação dos grupos definidos pela técnica (com × sem remoção).
Para a avaliação pré, pós e redução absoluta entre o pré e o pós, testou-se a hipótese nula de que a média da técnica sem remoção é igual à média da técnica com remoção *versus* a hipótese alternativa de médias diferentes. Para a comparação entre as técnicas em relação à avaliação pós, a avaliação pré foi incluída como covariável (ou seja, a comparação das técnicas após seis meses foi ajustada para os resultados na avaliação pré).

Para a redução da porcentagem entre o pré e o pós, testou-se a hipótese nula de que os resultados da técnica sem remoção são iguais aos resultados da técnica com remoção, *versus* a hipótese alternativa de resultados diferentes.

No Quadro 2, são apresentadas estatísticas descritivas das avaliações do ângulo cefaloauricular de acordo com a técnica. Também são apresentados os valores de p dos testes estatísticos.

No período pré-operatório, o ângulo escafoconchal nos grupos com remoção e sem remoção da concha auricular não demonstrou diferença estatística, tendo medianas de 128,5 e 126,5, respectivamente. Após o procedimento cirúrgico, os ângulos foram de 100,0 e 97,0, respectivamente, também sem diferença significativa.

Quadro 2. Avaliações do ângulo escafo-conchal de acordo com a técnica.

Ângulo escafoconchal	Remoção	n	Média	Mediana	Mínimo	Máximo	Desvio padrão	Valor de p
Pré-cirurgia	Com	20	127,6	128,5	91,0	169,0	25,1	
	Sem	20	127,3	126,5	99,0	162,0	21,4	0,962[a]
Pós-cirurgia	Com	20	98,9	100,0	70,0	126,0	13,2	
	Sem	20	96,4	97,0	79,0	118,0	11,7	0,504[b]
Redução absoluta (pré-pós)	Com	20	28,7	22,5	-14,0	66,0	25,3	
	Sem	20	30,9	31,0	-1,0	60,0	15,8	0,748[a]
Redução %	Com	20	20,1	20,6	-14,4	41,1	16,6	
	Sem	20	23,2	25,4	-1,0	38,0	9,5	0,738[c]

[a] Teste t de Student para amostras independentes, $p < 0,05$
[b] ANCOVA com um fator, incluindo a avaliação pré como covariável, $p < 0,05$
[c] Teste não-paramétrico de Mann-Whitney, $p < 0,05$

Comparação das avaliações dentro de cada grupo (pré × pós)
Para cada uma das técnicas cirúrgicas (com e sem remoção), testou-se a hipótese nula de que a média na avaliação pré é igual à média na avaliação pós, versus a hipótese alternativa de médias diferentes. Para a técnica sem remoção, foi encontrada diferença significativa entre as médias pré e pós 6 meses ($p < 0,001$). Para a técnica com remoção também há diferença significativa entre o pré e o pós 6 meses ($p < 0,001$). Em ambas as técnicas cirúrgicas, observou-se uma redução expressiva nas médias do ângulo escafo-conchal. Os Gráficos 3 e 4 ilustram os resultados obtidos.

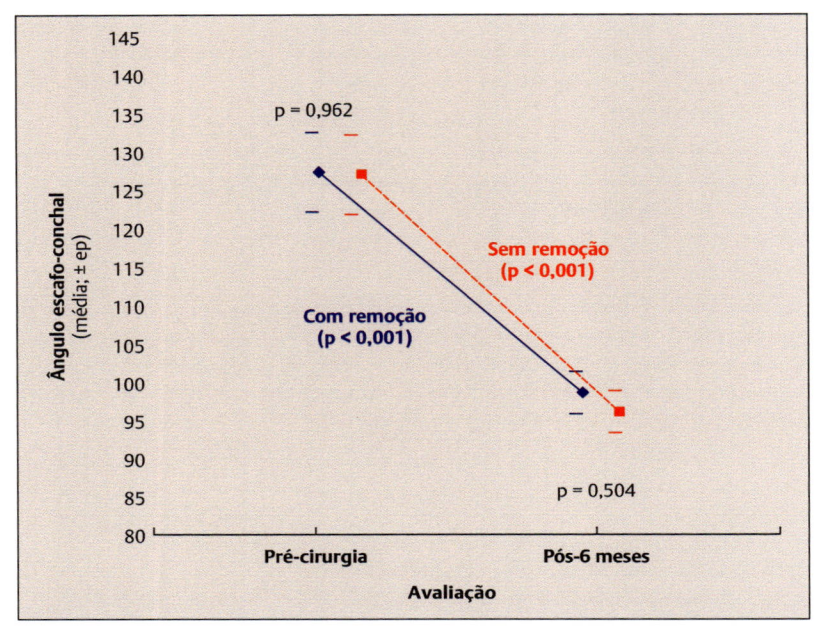

Gráfico 3. Avaliação do ângulo escafo-conchal pré e pós-operatório após seis meses, comparando-se técnicas cirúrgicas com e sem remoção da concha.

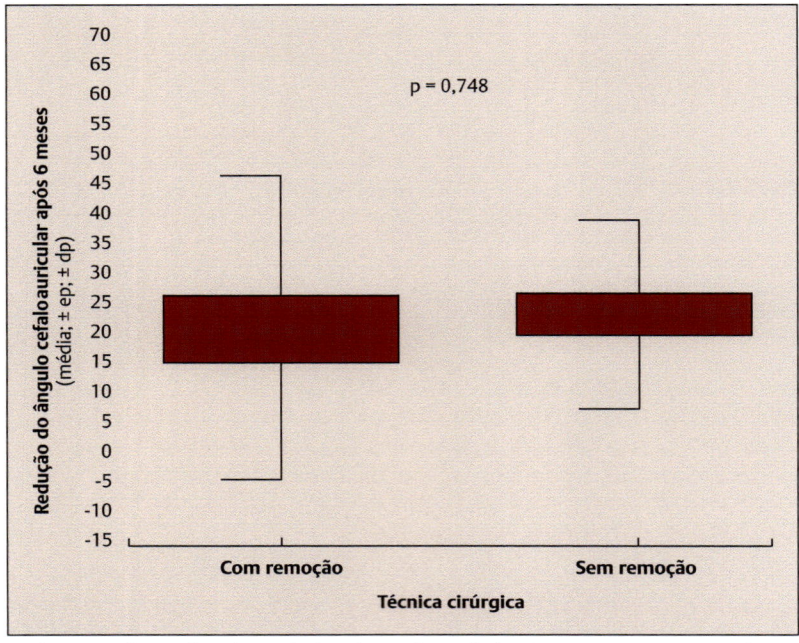

Gráfico 4. Avaliação da redução do ângulo escafoconchal após seis meses, comparando técnicas cirúrgicas com e sem remoção da concha.

Comparação das técnicas cirúrgicas em relação às duas variáveis de forma conjunta

Para a comparação entre as técnicas cirúrgicas, considerando-se conjuntamente as duas variáveis avaliadas no estudo, testou-se a hipótese nula de que os vetores das médias do ângulo cefaloauricular e ângulo escafoconchal são iguais nas duas técnicas cirúrgicas *versus* a hipótese alternativa de que os vetores das médias são diferentes.

Para a avaliação pré-cirurgia, o resultado do teste indicou a não rejeição da hipótese nula (p = 0,803), ou seja, não há diferença significativa entre as duas técnicas cirúrgicas considerando-se conjuntamente as duas variáveis analisadas. Também, para a avaliação após seis meses, não foi encontrada diferença significativa entre as duas técnicas cirúrgicas (p = 0,816). Ao comparar as técnicas quanto às reduções nas duas variáveis após seis meses, não foi encontrada diferença significativa (p = 0,601).

A seguir, são apresentados três casos de pacientes submetidos à otoplastia, com e sem remoção da cartilagem conchal, como ilustração dos procedimentos (Figs. 6 a 8).

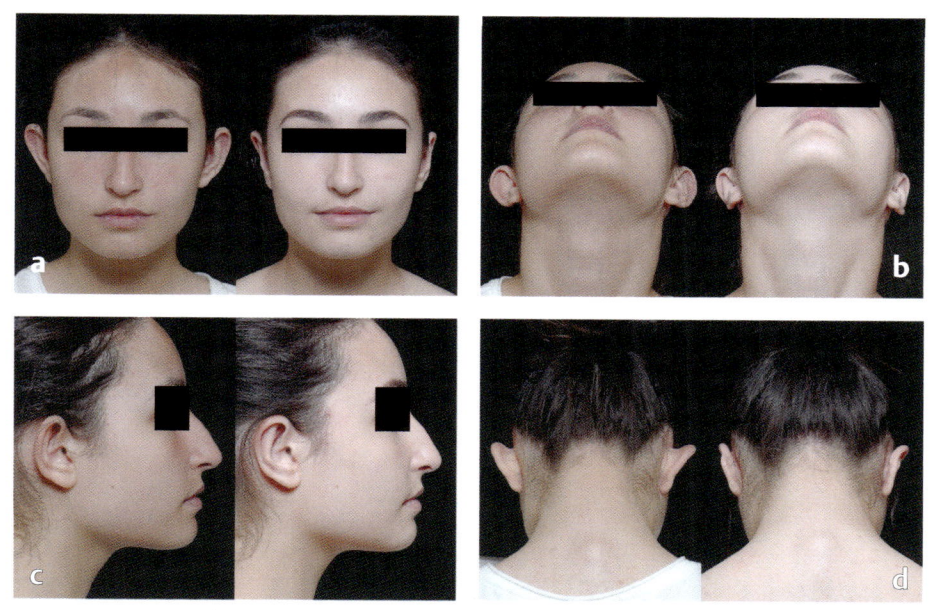

Fig. 6. Documentação fotográfica de paciente de 25 anos, sexo feminino, submetida a otoplastia, sem remoção da cartilagem conchal, na visão anteroposterior (**a**), submentoniana (**b**), perfil lateral direito (**c**), posteroanterior (**d**), no pré e pós-operatório.

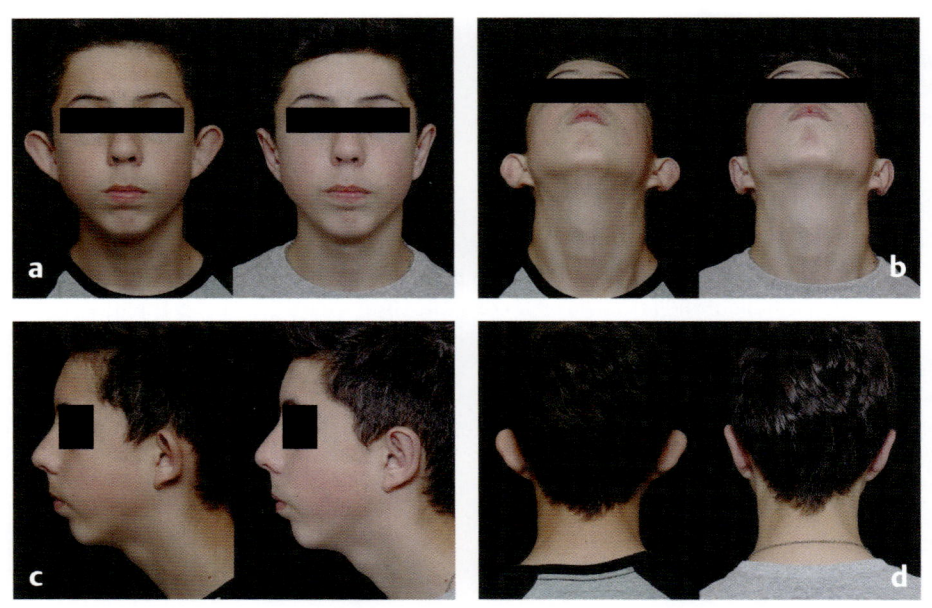

Fig. 7. Documentação fotográfica de paciente de 15 anos, sexo masculino, submetido a otoplastia, com remoção da cartilagem conchal, na visão anteroposterior (**a**), submentoniana (**b**), perfil lateral esquerdo (**c**), posteroanterior (**d**), no pré e pós-operatório.

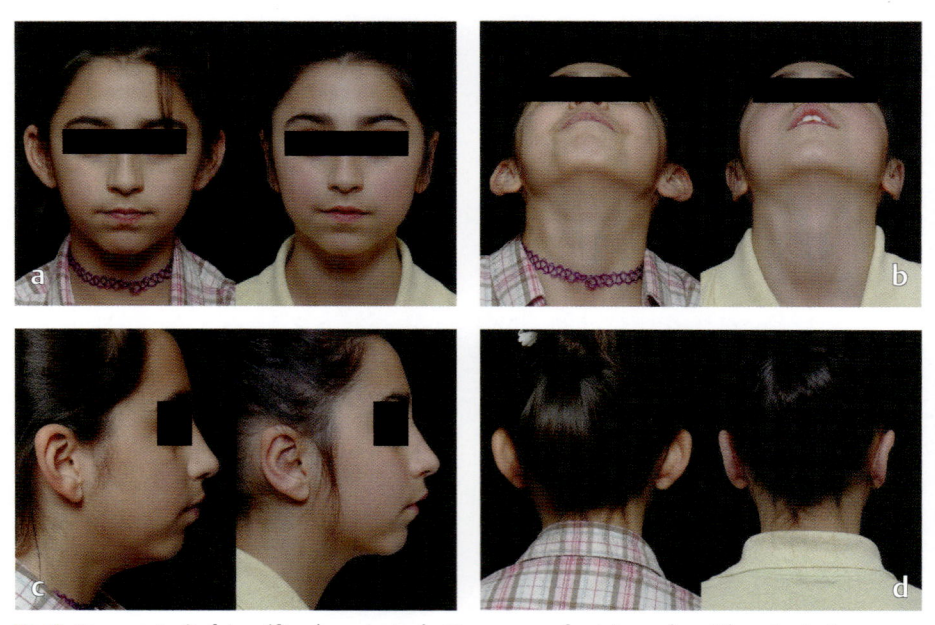

Fig. 8. Documentação fotográfica de paciente de 10 anos, sexo feminino, submetida a otoplastia, com remoção da cartilagem conchal, na visão antero-posterior (**a**), submentoniana (**b**), perfil lateral direito (**c**), pósteroanterior (**d**), no pré e pós operatório.

DISCUSSÃO

Durante anos, centenas de técnicas foram descritas para corrigir as deformidades auriculares. Atualmente existe, entretanto, uma variedade imensa de detalhes técnicos que podem ser indicados para cada tipo de anomalia. O diagnóstico anatômico no pré-operatório é essencial. Deve-se então tirar o máximo proveito dessas técnicas cirúrgicas.

As alterações anatômicas associadas a orelhas proeminentes incluem a ausência ou formação incompleta da anti-hélice, presença de uma concha profunda e hiperdesenvolvida, inadequada definição da cruz da hélice e anormalidades do lóbulo. Alterações na topografia do pavilhão também são achados frequentes. A implantação pode ser mais baixa que o padrão normal. Estas alterações podem ser unilaterais ou bilaterais. Assimetrias também são frequentes, e associações nas deformidades devem ser analisadas com muito critério.

Setenta e sete por cento das crianças com orelhas proeminentes possuem alguma alteração de comportamento social a partir de quatro anos de idade. Contudo, não houve proporcionalidade do grau do distúrbio comportamental com a gravidade da deformidade, segundo Bradbury.

Tendo em vista a imprevisibilidade quanto à sensação de angústia das crianças e/ou dos responsáveis, não existe momento exato para a realização do procedimento cirúrgico. Depende da demonstração do desejo da criança ou adolescente.

A maioria dos cirurgiões sugere a correção antes de entrar na idade pré-escolar, em torno de cinco anos. Oitenta e cinco por cento do desenvolvimento auricular está completo até três anos de idade.

Aspectos psicológicos também foram estudados por Ju, que demonstrou que os meninos tendem a aceitar melhor a deformidade que as meninas.

O grau de elasticidade estrutural cartilaginoso no período neonatal é creditado aos altos níveis de estrogênios maternos ainda circulantes no neonato. Estes hormônios atingem seu pico sérico logo antes do nascimento e normalizam-se entre seis semanas e três meses de idade. Estes altos níveis de estrogênio materno promovem um aumento de proteoglicanas nas cartilagens, promovendo ainda mais sua flexibilidade. A correção não cirúrgica foi descrita na literatura médica nos anos 80. Kurozumi *et al.* relataram resultados sutis após imobilização com espuma em neonatos.

Essas alterações podem ser tratadas conservadoramente por meio de moldes auriculares, desde que o tratamento seja iniciado nos primeiros dias de vida, quando a cartilagem ainda é flexível e maleável em decorrência dos altos níveis de estrogênio materno em circulação como citados acima. Matsuo *et al.* (1984) tiveram experiência com 150 pacientes que foram manejados, sem cirurgia, com moldagem no primeiro ano de vida. Os autores concluíram que os melhores resultados vieram daqueles que iniciaram o tratamento antes de seis semanas de vida. Lindford *et al.*, em 2007, publicou uma série de três casos submetidos ao tratamento conservador com resultados satisfatórios.

Lembre-se que a concha auricular mais desenvolvida contribui para o aumento do ângulo cefaloauricular. Comercialmente está disponível por intermédio de um sistema de correção de orelhas "em abano" um dispositivo chamado EarWellTM Infant Ear Correction System, da Becon Medical, que ajuda nas limitações das técnicas básicas de imobilização. Em estudos preliminares, Byrd *et al.* (2010) obtiveram taxa de sucesso em 90% das orelhas de recém-natos após seis semanas de tratamento, inclusive em relação às conchas aumentadas. Contudo, a modelagem da cartilagem não deve ser indicada como rotina, pois normalmente as deformidades são complexas. Também, estas moldagens não são garantia de tratamento cirúrgico na adolescência ou na vida adulta.

A correção das orelhas proeminentes, ou popularmente chamada "orelhas em abano", consiste em escolher a técnica cirúrgica mais indicada, entre as inúmeras opções de tratamentos já descritos. Em situações como esta, é essencial que haja uma hierarquia da importância relacionada aos defeitos anatômicos, com a escolha das técnicas cirúrgicas que melhor corrigem tais defeitos. Os resultados são influenciados pela análise do grau de deformidade, assim como pela habilidade e experiência do cirurgião. A partir deste momento, alguns princípios devem ser respeitados, quais sejam: 1) identificar os defeitos anatômicos mais visíveis; 2) reconhecer qual técnica cirúrgica seria mais adequada para corrigí-los; e 3) em caso de anomalias múltiplas, ter os passos cirúrgicos bem delineados, minimizando a possibilidade das complicações pós-cirúrgicas.[23]

Propriedades de maleabilidade e elasticidade do tecido cartilaginoso são dependentes da idade. Normalmente, antes de seis anos de idade, a cartilagem é mais fina e, portanto, mais maleável, onde as suturas de Mustardé levam a menor extrusão num seguimento de 10 anos. Gibson & Davis (1958) estudaram 97 pacientes, e identificaram que esta faixa de seis anos representava 1,8% dos casos. Na população adulta, essa taxa aumentou até 6% quando comparada a adolescentes, segundo Spira. O uso de raspagem na superfície anterior é preconizado por diversos autores com o intuito de diminuir a força tênsil na sutura de Mustardé nas cartilagens mais rígidas e espessas. Segundo Stenstrom (1963), existe um princípio biológico que deve ser considerar a cartilagem auricular se curvar ao longo da superfície escarificada. A propriedade de flexão da cartilagem é intrínseca e independente do pericôndrio. Quanto mais profundos os sulcos, mais marcadas ficarão as dobras. A grande maioria dos pacientes com orelha de abano requer uma abordagem cirúrgica para correção. A otoplastia pode ser realizada em três formas: as que necessitam de escarificação (onde há interrupção da cartilagem), aquelas onde só as suturas são realizadas (a forma cartilaginosa é corrigida por meio de posicionamento e plicatura), ou uma combinação entre elas. Ambas as técnicas são utilizadas para correção da anti-hélice. O objetivo comum de ambas é obter um aspecto natural com simetria adequada. Artigos e publicações também citam a otoplastia sem incisão, na qual suturas percutâneas são realizadas para definição da anti-hélice, sendo a mais importante descrição da sistematização desta técnica simplificada por Fritsch.

As técnicas com ressecção objetivam eliminar a memória da cartilagem para modificação da forma das orelhas. Porém, elas podem levar a importantes assimetrias. As técnicas com preservação da cartilagem são mais conservadoras quando comparadas às de ressecção de cartilagem. No entanto, há relatos de maiores taxas de recidiva, necessitando de revisões cirúrgicas mais frequentemente. Luckett introduziu os conceitos na estruturação da dobra da anti-hélice com incisão na pele medial e interrupção cartilaginosa verticalmente ao longo desta dobra. McEvitt e, mais tarde Young, aperfeiçoaram a técnica de Luckett, associando redução conchal, adicionando incisões paralelas ao longo da anti-hélice. Becker foi o primeiro a descrever a tentativa de suavizar o contorno da dobra da nova anti-hélice externamente por meio de incisões paralelas mantidas junto às suturas permanentes. Esta técnica foi defendida por Converse. Já Pitanguy popularizou a técnica do retalho "em ilha". Outros autores também propuseram a interrupção cartilaginosa, sendo Chongchet e Crikelair os que tiveram maior repercussão devido as suas sistematizações.

Naquelas onde a cartilagem é interrompida, utilizam-se incisões e/ou abrasões, podendo ser realizadas tanto na superfície anterior quanto na posterior da cartilagem. Estas técnicas têm como objetivo eliminar o efeito "mola" da cartilagem, fazendo com que os resultados sejam mais duradouros, por alterarem permanentemente a estrutura da cartilagem auricular. Gibson e Davis descreveram esta propriedade sistematizando a escolha da superfície côncava em que a escarificação deve ser realizada. Já Stenstrom e Crysdale publicaram, em 1963, os princípios biológicos em que a dobra cartilaginosa se acentua na superfície intacta onde não foi rompido o pericôndrio. Portanto, na otoplastia com técnica de raspagem anterior para formação da anti-hélice por acesso fechado, foi Stenstrom seu preconizador.

Mais tarde, foram Weinzweig et al., em seu estudo com coelhos, que notaram o desenvolvimento e a proliferação de tecido fibrocartilaginoso no local da escarificação, promovendo uma estabilização da dobra cartilaginosa. As técnicas com interrupção da cartilagem têm como objetivo alterar sua forma e recriar a nova anti-hélice. Estas põem em risco o resultado, podendo criar contornos irregulares e pontiagudos, que podem ficar visíveis, trazendo aspectos cicatriciais inestéticos devido à quantidade mínima de tecido subcutâneo. Técnicas com ressecção de cartilagem são mais adequadas para os pacientes que possuem estrutura cartilaginosa mais rígida, com maior espessura e que necessitam de uma quebra permanente na mola elástica. Pode ser realizada incisão parcial ou total na espessura da cartilagem. Porções da cartilagem também podem ser excisadas ou desgastadas, a fim de ajudar a remodelar a orelha. Acredita-se que a combinação de procedimentos seria uma das razões que contribuem para a manutenção das distâncias estáveis a longo prazo entre a borda da hélice e a região retroauricular.

Já as técnicas mais conservadoras surgiram na tentativa de prevenir deformidades no pavilhão na face anterior. A técnica adequada para resolver o subdesenvolvimento da anti-hélice talvez seja o tópico mais debatido na otoplastia, em relação as supostas vantagens e desvantagens. Técnicas mais conservadoras, que poupam cortes nas cartilagens, são ideais para pacientes com cartilagens flexíveis e deformidades mínimas e/ou moderadas. Complicações, como hematomas pós-cirúrgicos, são raras nestes casos, além de diminuir o manejo e o tempo cirúrgico. Exemplo maior seriam as suturas-mestras discutidas classicamente por Mustardé. Nesta técnica, a anti-hélice é remodelada com o uso de suturas permanentes. A tensão criada pela mobilização da cartilagem, inicialmente mantida pelas suturas e posteriormente pela reação cicatricial, mantém a cartilagem na posição desejada. A localização das suturas de Mustardé deve ser bem avaliada. Devem pelo menos distanciar sete milímetros do ápex do pavilhão a fim de evitar uma dobra agudizada e tensa. Essas suturas devem estar separadas por quatro milímetros ou mais, com o objetivo de dar aspecto de nova curvatura de anti-hélix tênue. Johnson sugere a confecção de suturas oblíquas, coincidindo com a plicatura da anti-hélix paralela à borda da hélix.

A associação das duas técnicas, de incisões e de modelagem, como na técnica eclética, permite um resultado final mais natural e duradouro.

A discussão sobre as vantagens das abordagens posteriores em relação às anteriores seria em relação à segurança na recidiva na dobra da anti-hélice, pois está diretamente relacionada com a extrusão dos fios de sutura. Echarri comparou estas abordagens, provando que houve mais extrusões na abordagem anterior, em que foram necessárias 28% de revisões cirúrgicas. Nas abordagens posteriores, a taxa ficou em torno de 21%. Para Salgarello, os melhores resultados para tratamento da anti-hélice são obtidos com a abrasão da porção anterior da cartilagem, resultando em um perfil harmonioso da orelha.

Com o objetivo de diminuir as complicações das suturas de Mustardé, Horlock et al. descreveram a confecção de um retalho de fáscia muscular pós-auricular cobrindo a região e os nós das mesmas. Nos 227 pacientes estudados, a taxa de complicação em geral diminuiu para 4,4% e destes somente 2,64% com extrusão de sutura inabsorvível.

Técnicas cirúrgicas mais agressivas podem ser indicadas em adultos, pois estes apresentam cartilagens mais espessas e pouco flexíveis. Nesses casos, a interrupção cartilaginosa pode ser útil. Converse et al. preconizaram incisões completas na área da nova anti-hélice, criando uma ilha de cartilagem que se dobra formando uma nova dobra, onde suturas são usadas para aproximar a cartilagem lateralmente, provocando a protrusão deste segmento cartilaginoso, com formação da nova anti-hélice.

A insatisfação em relação ao resultado estético é a maior preocupação do cirurgião estético facial. Dentre essas deformidades, a recorrência da dobra da anti-hélice, bem como a remoção parcial insuficiente da cartilagem conchal, são as que mais chamam atenção. Assimetrias preexistentes também devem ser avaliadas criteriosamente. Mínimas diferenças podem ser aceitáveis nestes casos no período pré-cirúrgico.

McDowell, em 1968, cita que o sucesso do resultado tem relação com a suavidade da nova dobra da anti-hélice, sendo esta etapa cirúrgica importante no grau de satisfação dos pacientes. O autor resumiu os principais parâmetros a serem avaliados para obter resultados satisfatórios na otoplastia. São eles: 1. qualquer vestígio de protrusão do terço superior deve ser corrigido; 2. na visão frontal, a hélice deve estar mais visível que a anti-hélice; 3. a hélice deve ter contornos regulares e suaves; 4. o sulco retroauricular não deve estar muito diminuído ou distorcido; 5. a orelha não deve ficar muito próxima à cabeça; 6. a distância entre a hélice e a mastoide pode ficar entre 10 e 12 mm no topo, 16 e 18 mm na porção média e 20 e 22 mm no terço inferior; e 7. a posição das orelhas deve ser bem similar, não devendo ultrapassar 3 mm de diferença em nenhum ponto.

Schlegel-Wagner et al. descreveram estudo utilizando a técnica de otoplastia com escarificação cartilaginosa anterior modificada, a qual batizou de técnica de Lucerna. No estudo, com tempo médio de acompanhamento de 6,25 anos, 71% dos pacientes consideraram o resultado muito bom; em 19,4% dos entrevistados, o resultado foi considerado bom. Com medições pós-operatórias entre a borda lateral da hélice e a superfície da mastoide em terços superior, médio e inferior, obtiveram-se na orelha direita a média de 14,2 mm, 14,0 mm e 16,1 mm, respectivamente. Estas distâncias foram similares no lado esquerdo. Após seis anos, nova avaliação foi realizada, com medidas de 16 mm, 17,5 mm e 17,4 mm, respectivamente. Após o acompanhamento, Schlegel-Wagner et al. concluíram que havia uma lateralização de 1,9 mm na orelha direita e de 2,1 mm na esquerda, e sugeriram que essas distâncias devem ser rigidamente mensuradas no intraoperatório, respeitando 13 mm no polo superior, 14 mm no médio e 15 mm no inferior. Associando estes objetivos à técnica cirúrgica, obtêm-se resultados muito satisfatórios e baixo índice de complicações. Com base nesses achados, sugere-se uma hipercorreção cirúrgica de 2 mm.

A taxa de recorrência das dobras da anti-hélice sempre foi um desafio para os cirurgiões. Na técnica de Stenstron, a recorrência ficou entre 8 e 9,9% e, na de Mustardé, em 24,4%.[61] Já Scharer et al., numa retrospectiva de 15 anos, destacaram que, em 10% das cirurgias onde foi empregada a técnica de Farrior (escoriações associadas a suturas), houve a recorrência.

A técnica preconizada por Mustardé apresenta recorrência variável de zero até 33% dos casos.[55,63] Messner publicou um estudo no qual 31 pacientes apresentaram recidiva do terço superior. Vuyk obteve 12% de assimetria e recidiva do terço superior. Em ambos os casos, as suturas de Mustardé foram empregadas, tendo como principal complicação a extrusão do fio e o consequente retorno à posição original. A fim de evitar este tipo de complicação, é possível associar, à técnica de Mustardé, o *crosshatching* da região correspondente à nova anti-hélice para obter enfraquecimento local. Na sequência, realizam-se as suturas de Mustardé, onde se corta o fio de *nylon*® 4.0 rente ao nó, permanecendo sepultado pelos retalhos de pele realizados. Tal cuidado faz com que os índices de complicação diminuam. Ressalta-se ainda que as suturas apresentam a vantagem da versatilidade e da reversibilidade, caso haja necessidade. Na série de 304 pacientes operados, 42 evoluíram com extrusão nos fios de sutura de Mustardé, alguns com formação de granulomas cutâneos retroauriculares, e 10 pacientes evoluíram com queloides. Todos estes pacientes tinham sido operados com fio inabsorvíveis.

As complicações de otoplastia felizmente são incomuns. Embora a recorrência de deformidade, "orelha em telefone", queloides e cicatrizes hipertróficas, e infecções, como pericondrite e hematoma, possam ocorrer. Converse reportou uma taxa de infecção de 1,2% nas 570 orelhas estudadas. As taxas de 5,6% na recorrência da deformidade, 0,8% com hematoma pós-operatório recente, 2,1% evoluindo com formação de queloide em caucasianos e 11% em afrodescendentes também foram relatadas no mesmo estudo. Já Milojevic, em 244 casos, não teve infecções ou pericondrite, mas 2,8% dos casos tiveram recorrência da deformidade, 0,8% de hematoma pós-cirúrgico e apenas 0,4% de formação de queloide retroauricular.

A fim de corrigir o hiperdesenvolvimento da concha, há também duas possibilidades, a fixação da concha à mastoide e a ressecção de concha. Owens e Delgado, em 1965, foram os primeiros cirurgiões a usar suturas que ancoravam o pericôndrio conchal posterior na fáscia mastoidea. Contudo,

ainda houve recorrência das deformidades em alguns pacientes. Foi Furnas, três anos depois, quem orientou os cirurgiões a realizarem sutura com fios inabsorvíveis através do pericôndrio e do periósteo da mastoide, baixando a taxa de recorrência da protrusão. A outra possibilidade seria a remoção do excesso da concha. Inúmeras técnicas têm sido descritas para correção do excesso da cartilagem conchal. Morestin publicou a primeira tentativa por meio de uma excisão oval desta área cartilaginosa sem o uso de suturas. Luckett corrigia este defeito por meio de excisão de cartilagem conchal adjacente à anti-hélix. Estas primeiras tentativas foram algumas vezes limitadas à região cartilaginosa a ser extirpada, podendo causar deformidade e aspecto inestético no pós-cirúrgico.
As suturas conchomastoides descritas por Furnas são eficazes em deformidades leves a moderadas, em que a altura conchal chega a até 2,5 centímetros. Preconiza quatro a cinco suturas horizontais, unindo a concha posteriormente à face mastoidea com Mersilene® 4-0. A fim de evitar recorrência do pavilhão, acredita-se que essas suturas devem ser mais robustas na face mastoidea. O complemento com as suturas mestras de Mustardé deve ter como parâmetro uma relação agradável com o ângulo escafoconchal ao redor de 90 graus.
O retroposicionamento previne uma possível estenose no conduto auditivo externo. Spira descreveu um retalho conchal que evita tal estenose, onde uma incisão no nível do terço médio da concha confecciona uma aba de cartilagem que pode ser suturada no periósteo da mastoide, tracionando a orelha para trás. Elliot defende como rotina a excisão do músculo retroauricular com o objetivo de criar um bolsão profundo na região mastoidea que, associada à remoção de tecidos moles nesta região, tende a diminuir a proeminência, tanto da concha quanto da proeminência tragal.
Uma análise do grau de desenvolvimento da concha também deve ser feita. Excisões com remoções parciais de concha, abordada por acesso retroauricular, tendem a ter uma garantia de não recorrência do pavilhão auricular, com resultados mais previsíveis da distância entre a borda da hélice com a região retroauricular. Esta cartilagem é marcada em forma de elipse ou meia lua crescente para remoção do excesso da mesma. Segundo Bull, cartilagens conchais muito profundas ou hiperdesenvolvidas devem ser diminuídas com remoções parciais desta região cartilaginosa. A fixação deste remanescente corrige a protrusão do pavilhão auricular com o uso de suturas entre o pericôndrio conchal e o periósteo na região mastoidea, preconizado anteriormente por Furnas.
Sie e Ou inovaram a técnica de sutura retroauricular. Sugeriram suturas de fixação retroauricular, permanentes, com o objetivo de recriar a raiz da hélice. Sachin *et al.*, em 2015, sistematizaram o exato local onde fariam uma ressecção em elipse pós-auricular em três eminências, a saber: eminência da fossa triangular, concha cimba e *concha cavum*, sempre usando fios inabsorvíveis até o periósteo da mastoide. Em raros casos, a excisão de pele conchal pode ser necessária, contudo deve ser evitada, minimizando o risco de criar cicatrizes visíveis e hipertróficas.
Maniglia *et al.* contribuíram decisivamente com várias publicações relatando sua técnica e, com modificações pessoais, padronizaram o que chamaram de técnica eclética. Trata-se de uma das mais importantes contribuições do desenvolvimento da técnica cirúrgica para correção da orelha de abano, em que seus conceitos são amplamente aceitos e quase sempre citados como referência em discussões de artigos médicos quando o assunto é otoplastia. As principais vantagens desta técnica incluem o total controle do ancoramento na região da mastoide e a correção da implantação baixa, com a possibilidade do retroposicionamento e da rotação superior do pavilhão, sem necessidade de incisão anterior no pavilhão auricular. Há também facilidade no entendimento e na execução da técnica, bem como baixo índice de complicações e recorrência de protrusão. A curva de aprendizado é progressiva. Os passos cirúrgicos devem ser respeitados, pois, caso não sejam eficazes, podem ser repetidos, não prejudicando as etapas já realizadas, estimulando o senso crítico e estético do aprendiz. Há inúmeras razões para associar a correção da concha e da anti-hélix. Aplica-se, na técnica eclética, a remoção da

concha juntamente com a sutura da cartilagem remanescente na região da mastoide, o que previne que haja estreitamento ou colapso do conduto auditivo externo, complicação possível quando somente a sutura é realizada. A interrupção da cartilagem na região da concha faz com que a transição entre esta e a anti-hélice seja mais sutil. Associada às suturas mestras de Mustardé, recriam a orelha com um aspecto mais natural e elegante. A remoção da cartilagem pode fazer com que haja diminuição na projeção da anti-hélice, prevenindo a formação da orelha em telefone. Pode-se também tratar cirurgicamente caso necessite a proeminência da fossa triangular, a qual pode ser parcialmente removida na sua porção triangular, diminuindo sua convexidade.

A proeminência do terço inferior da orelha tem relação direta com o lóbulo auricular. A projeção anterolateral dá um aspecto antiestético. A magnitude dessa anomalia é, muitas vezes, agravada pela saliência da dobra na hélice. Uma série de técnicas de sutura associada a excisões de pele é descrita na literatura. Em virtude da ausência de cartilagem nesse nível, incisões elípticas tendem a corrigir esse defeito, pois só existem pele e tecido celular subcutâneo. Remoções calculadas de pele do lóbulo, posteriormente, em forma de "Y", coração ou elipses, com reaproximação por meio de suturas, produzem o recuo desejado. Além disso, a zetaplastia produz efeitos semelhantes. No entanto, esta técnica tende a ser menos eficaz quando o lóbulo é mais espesso. Spira e Furnas descreveram suturas ancoradas na face mastoidea para maior estabilidade e retroposicionamento do lóbulo. Na técnica eclética, somente com a simulação da posição desejada e a aplicação de suturas desniveladas da pele é possível a total correção da deformidade de modo simples e altamente eficaz.

Em suma, na literatura não há consenso sobre a superioridade de determinada técnica em detrimento a outra. Toplu *et al.*, em um estudo com 132 orelhas, afirmaram que a otoplastia sem remoção da cartilagem, a longo prazo e com base nos resultados estéticos e no índice de satisfação dos pacientes, seria melhor se comparada à técnica com retirada de concha. Kompatscher *et al.* também obtiveram resultados semelhantes em estudo envolvendo 281 pacientes. Entretanto, Bauer *et al.* defenderam a ressecção da cartilagem conchal. Embora escassas, há ainda publicações, como a de Panettiere *et al.*, em que não se observou diferença a longo prazo entre as técnicas em 104 orelhas analisadas.

Nosso estudo vai ao encontro do resultado obtido por Panettiere, uma vez que não foi encontrada significância estatística entre as duas técnicas utilizadas após seis meses de pós-operatório. Observando-se as diferenças entre ângulo cefaloauricular e ângulo escafoconchal, notou-se que ambas as técnicas tornam a orelha esteticamente aceitável. Para a técnica com preservação da cartilagem, foi encontrada diferença significativa entre as médias pré e pós seis meses ($p < 0,001$). Para a técnica com remoção também há diferença significativa entre o pré e o pós seis meses ($p < 0,001$). Porém, não foi encontrada diferença significativa entre as médias nas técnicas após seis meses de pós-operatório ($p = 0,887$).

É necessária uma análise criteriosa entre o tipo e grau de deformidade auricular, para melhor escolha da técnica cirúrgica menos invasiva. A escolha também depende da experiência do cirurgião, que deve obter resultados duradouros e naturais. Ambas as abordagens cirúrgicas e não cirúrgicas continuam a evoluir por meio de pesquisas. A engenharia de tecidos cartilaginosos possivelmente criará possibilidades reais de correção das deformidades auriculares em um futuro próximo.

Após estudo, pesquisa e comparação com outros autores, estamos em condição de afirmar que a técnica eclética com sutura do remanescente da concha à região mastoidea mostrou-se efetiva na correção da orelha de abano. Forneceu precisão no ancoramento do pavilhão auricular, corrigindo problemas em relação à sua implantação por vezes mais baixa. A técnica permitiu, por meio desta fixação, retroposicionamento combinado à rotação superior da mesma, dando aspecto estético natural e singular, sendo desnecessárias incisões ou interrupções cartilaginosas e o consequente risco ao resultado cicatricial indesejado. A baixa prevalência de complicações permite-nos a divulgação desta técnica. Revisões cirúrgicas, caso necessárias, são limitadas e precisas, e normalmente de fácil execução.

CONCLUSÃO
O uso do molde de alginato para mensuração dos ângulos cefaloauriculares e escafoconchal na otoplastia foi eficaz quando comparadas as duas técnicas cirúrgicas com e sem preservação da cartilagem conchal. Tanto na aferição dos ângulos, quanto nas reduções da distância após seis meses, não foram encontradas diferenças significativas. Dessa forma, infere-se que ambas as técnicas cumprem seus objetivos, mas não se pode afirmar a superioridade de uma sobre a outra sem a realização de mais estudos objetivos comparativos.

BIBLIOGRAFIA
Adamson PA et al. Otoplasty technique. Otolaryngol Clin N Am 2001;40: 305- 18.

Adamson, J. F.; Horton, C. E.; Crawford, H. H. The growth pattern of the external ear. Plast. Reconstruct. Surg., 1965;36, 466-470.

Adamson, P. A.; Litner, L. A. Otoplasty Technique. Otolaryngol. Clin. North Am., 2007;40: 305-318.

Alexander, H. S. et al. A morphometric study of the human ear. J Plast Reconstr Aesthet Surg. 2010;V.64, n.1, p.41-7.

Archibald, D. J.; Carlson, M. L.; Friedman, O. Pitfalls of Nonstandardized Photography. Facial Plastic Surg. Clin. N. Am., 2010;18: 253-266,

Azuara E. Aesthetic otoplasty with remodeling of the antihelix for the correction of the prominent ear criteria and personal technique. Arch Facial Plast Surg 2000;2: 57-61.

Baker DC, Converse JM. Correction of protruding ears: a 20-year retrospective. Aesthet Plast Surg.1979; 3:29-39.

Balogh B, Millesi H. Are growth alterations a consequence of surgery for prominent ears? Plast Reconstr Surg 1992;90(2):192-9.

Bauer, B. S.; Margulis, A.; SONG, D. H. The importance of conchal resection in correcting the prominent ear. Aesthetic Surgery Journal, 2005 jan-feb;25(1): 72-79.

Becker, O. J. Correction of protruding deformed ear. Br. J. Plast. Surg., 1952;5: 187.

Bradbury, E. T.; Hewison, J.; Timmons, M. J. Psychological and social outcome of prominent ear correction in children. Br. J. Plast. Surg., 1992;45, 97-100.

Brockhoff CH et al. Anatomical analysis of the conchal bowl cartilage. J Oral Maxilofac Surg 2014;72(11):2248-55.

Bull, T. R. Otoplasty Mustardé technique. Facial Plast. Surg., 1994;10, 267-276.

Burningham AR,Stucker FJ. Otoplasty technique: how I do It. Facial Plastic Surgery Clinics of North America 2006;14:73-7.

Byrd, H. S.; Langevin, C. J.; Ghidoni, L. A. Ear molding in newborn infantis with auricular deformities. Plast. Reconstr. Surg., 2010;126(4): 1191-1200.

Campbell, A. C. Otoplasty. Facial Plast Surg, 2005;21: 310-316.

Congechet, V. A method of antihelix reconstruction. Br. J. Plast. Surg., 1963;16: 268.

Connolly, A.; Bartley, J. Mustardé suture technique in otoplasty. Clinical Otolaryngology, 1998;23(2): 97-99.

Converse, J. M.; Nigro, A.; Wilson, F. A.; Johnson, N. A technique for surgical correction of lop ears. Plast. Reconstr. Surg., 1955;15(5): 411-418.

Converse, J. M.; Nigro, A.; Wilson, F. A.; Johnson, N. A. Technique for surgical correction of lop cars. Plast. Reconst. Surg., 1955;15: 411-418.

Converse, J.; Nigro, A.; Wilson, F. et al. A technique for surgical correction of lop ears. Plast. Reconstr. Surg., 1955;15: 441.

Crikelair, G. F.; Cosman, B. Another solution for the problem of the prominent ear. Ann. Surg., 1964;160: 314.

Echarri San Martín R et al. Otoplastia: resultados del abordaje anterior frente al posterior. Acta Otorrinolaringol. 2011;10: 10-16.

Echarri San Martín, R. et al. Otoplastia: resultados del abordaje anterior frente al posterior. Acta Otorrinolaringol., 2011;10: 10-16.

Elliot, R. A. Complications in the Treatment of Prominent ears. Clin. Plast. Surg., 1978;5: 479-490,

Ely ET. An operation for prominence of the auricles. Arch Ophthal Otol 1881;10: 97.

Freitas RS et al. Comparing cephaloauricular and scaphaconchal angles in prominent ear patients and control subjects. Aesthetic Plast Surg 2008 jul;(4):620-3.
Fritsch, M. H. Incisionless Otoplasty. Facial Plastic Surgery, 2004;20(4): 293-298.
Furnas DW. Correction of prominent ears by concha-mastoid sutures. Plast Reconst Surg.1968;42:189-92.
Furnas, D. W. Correction of prominent ears by concha-mastoid sutures. Plast. Reconstruct. Surg., 1968;42, 189-193.
Furnas, D. W. Correction of Prominent Ears With Multiple Suture. Clin. Plast. Surg., 1970;5: 491-495.
Gibson, T.; Davis, W. The distortion of autologous cartilage grafts: its cause and prevention. Br. J. Plast. Surg., 1958;10: 257.
Hyckel, P.; Schumann, D.; Mansel, B. Method of converse for correction of prominent ears: comparison of results. Acta Chir. Plast., 1990;32: 164-171.
Janis JE, Rohrich RJ, Gutowski KA. Otoplasty Plast Reconst Surg2005;115 (4): 60e-72e.
Johnson, P. E. Otoplasty: shaping the antihelix. Aesthet. Plast. Surg., 1994;18, 71-74.
Ju, D. M. The psycological effect of protruding ears. Plast. Reconstruct. Surg., 1963;31: 424.
Kelley P, Hollier L, Stal S. Otoplasty: evaluation, technique, and review. J Craniof Surg 2003 sept;14(5): 643-53.
Kompatscher, P.; Schuler, C. H.; Clemens, S.; Seifert, B.; Beer, G. M. The cartilage-sparing versus the cartilage-cutting technique: a retrospective quality control comparison of the Francesconi and Converse otoplasties. Aesthetic Plastic Surgery, 2003 nov-dec;27(6): 446-453,.
kurozumi, N.; Ono, S.; Ishida, H. Non-surgical correction of a congenital lop ear deformity by splinting with Reston foam. Br. J. Plast. Surg., 1982;35(2): 181-182.
Lavy, J.; Stearns, M. Otoplasty: techniques, results and complications - a review. Clinical Otolaryngology and Allied Sciences, 1997;22(5): 390-393.
Lee D, Bluestone CD. Becker technique for otoplasty. Laryngoscope 2000;110: 949-54.
Lindford, A. J.; Hettiaratchy, S.; Schonauer, F. Postpartum splinting of ear deformities. BMJ, 2007;334: 366-368.
Luckett WH. A new operation for prominent ears based on the anatomy of the deformity. Surg Gynecol Obstet1910;10:635.
Luckett, W. A new operation for prominent ears based on the anatomy of the deformity. Surg. Gynec. Obst., 1910;10.
Maniglia AJ, Maniglia JJ. Otoplasty: an eclectic technique. Laryngoscope 1977;87(8): 1359-1368,.
Marone SAM, LInhares FIlho TA, Ishie RT, Dode OB, Faria BC, Rodrigues JLT, Souza MA de. Using ERG inquiry to evaluate otoplasty satisfaction in an otorhinolaryngology medical residency training hospital. Braz J. Otorhinolaryngol2012 feb;78 (1):113-9.
Martín, R. E. S.; Cuñado, M. H.; Woodeson, J. M. Otoplastia: resultados del abordaje anterior frente al posterior. Acta Otorrinolaringológica Española, 2011;v.62(3), p.188-193.
Matsuo, K.; Hirose, T.; Tomono, T. et al. Nonsurgical correction of congenital auricular deformities in the early neonate: a preliminary report. Plast. Reconstr. Surg., 1984;73(1): 38-51.
McDowell, A. J. Goals in otoplasty for protruding ears. Plast. Reconstr. Surg., 1968;41: 17-27.
McEvitt WG. The problem of the protruding ear. Plast Reconstr Surg 1947;2:481.
Messner, A. H.; Crysdale, W. S. Otoplasty: Clinical Protocol and Long-term Results. Archives of Otolaryngology - Head & Neck Surgery, 1996;122(7): 773-777.
Morestin, M. De la reposition et du plissement cosmetiques du pavillon de l'oreille. Revue d'Orthopedie, 1903;14.
Mustardé JC. The correction of prominent ears using simple mattress sutures. Br J Plast Surg 1963;16,:170-6.
Nazarian R, Eshraghi AA. Otoplasty for the protruded ear. Semin Plast Surg 2011 nov;25(4): 288-94.
Owens, N.; Delgado, D. D. The management of outstanding ears. South Med. J., 1965;58: 32-33.
Panettiere, P.; Marchetti, L.; Accorsi, D.; Del Gaudio, G. A. Otoplasty: a comparison of techniques for antihelical defects treatment. Aesthetic Plastic Surgery, 2003 nov-dec;27(6): 462-465.
Petersson, R. S.; Friedman, O. Current trends in otoplasty. Current Opinion In Otolaryngology & Head And Neck Surgery, 2008;16: 352-358.
Petersson, R. S.; Friedman, O. Current trends in otoplasty. Current Opinion in Otolaryngology & Head and Neck Surgery, 2008;16: 352-358.

Pitanguy, I.; Fiazza, G.; Calixto, C. A. et al. Prominent ears-Pitanguy's island technique: Long-term results. Head Neck Surg., 1985 may;418,.

Rees, T. D.; Backer, D. C. Complications of aesthetic facial surgery. In: Conley, J. J, (Ed.). Complications of Head and Neck Surgery. Philadephia, PA: Saunders, 1976.

Sachin, S.; Pawar, M. D.; Cody, A.; Koch, M.D. PhD.; Murakami, C., M.D. Treatment of prominent ears and otoplasty a contemporary review. Clinical Review & Education. J. Facial Plast Surg, 2015 nov-dec;7(6):449-454.

Salgarello, M.; Gasperoni, C.; Montagnese, A.; Farallo, E. Otoplasty for prominent ears: A versatile combined technique to master the shape of the ear. Otolaryngology-Head and Neck Surgery, 2007;137: 224-227.

Scharer, S. A.; Farrior, E. H.; Farrior, R. T. Retrospective analysis of the Farrior technique for otoplasty. Arch. Facial Plast. Surg., 2007;9: 167-173.

Schlegel-Wagner C et al. Otoplasty using a modified anterior scoring technique standardized measurements of long-term results. Arch. Facial Plast. Surg. 2010;12(3): 143-8.

Sie, K. C.; OU, H. Otoplasty: An Alternative Approach to Management of the Deep Conchal Bowl. Laryngoscope, 2006;116: 2092-2094.

Siegert R. Synopsis of Otoplasty. Facial Plastic Surgery,2004;20: 299-300.

Siegert, R. Correction of the Lobule. Facial Plastic Surgery, 2004;20(4): 293-298.

Sinha, M.; Richard, B. Postauricular fascial flap and suture otoplasty: A prospective outcome study of 227 patients. Journal of Plastic Reconstr. Aesthet. Surg., 2012;65(3): 367-71.

SPIRA, M. Reduction Otoplasty. In: Goldwyn, R. M. (Ed.). The Unfavorable Result in Plastic Surgery. Boston, MA: Little Brown, 1984. p. 307-323.

Spira, M.; McCrea, R.; Gerow, F. et al. Correction of the principle Deformities Causing Protruding Ears. Plast. Reconst. Surg., 1969;44: 150-154.

Stal CMD, Klebuc M,Spira M. An algorithm for otoplasty. Operative Techniques in Plastic and Reconstructive Surgery 1997 aug;4(3):88- 103.

Stenstrom, S. J.; Crysdale, W. S. A "natural" technique for correction of congenitally prominent ears. Plast. Reconstr. Surg., 1963;32: 509-518.

Stucker FJ, Vora NM, Lian TS. Otoplasty: an analysis of technique over a 33-year period. Laryngoscope 2003;113: 952-6.

Swamy RS, Sykes JM, Most S.P. Principles of photography in rhinoplasty for the digital photografer. Clin Plastic Surg 2010;37: 213-21.

Tan ST, Shibu M, Gault DT. A splint for correction of congenital ear deformities. Br J Plast Surg. 1994;47:575-8.

Tan, K. H. Long-term survey of prominent ear surgery: a comparison of two methods. Br. J. Plast. Surg., 1986;39: 270-273.

Tan, S. T.; Abramson, D. L.; MacDonald, D. M. et al. Molding therapy for infants with deformational auricular anomalies. Ann. Plast. Surg., 1997;38: 263-268.

Thorne CH, Beasley RW, Aston SJ, Bartlett SP, Gurtner GC, Spear SL. Grabb & Smith: Cirurgia Plástica. 6ª ed. Rio de Janeiro: Guanabara Koogan; 2009. p. 290-304.

Toplu, Y.; Sapmaz, E.; Firat, C.; Toplu, S. A. Clinical results and health- related quality of life in otoplasty patients using cartilage resection and suturing methods. European Archives Otorhinolaryngol., 2014 dec;271(12): 3147-3153.

Trenite GJN. Otoplasty: a modified anterior scoring technique. Facial Plastic Surgery 2004;20(4): 277-85.

Vuyk, H. D. Cartilage-sparing otoplasty: a review with long term results. J. Laryngol. Otol., 1977;111: 424-30.

Weinzweig, N.; Chen, L. Walter GS: histomorphology of neochodrogenesis after fold creation: a comparison of three otoplasty techniques in the rabbit. Ann. Plast. Surg., 1994;33: 371.

Zahran HS, Kobau R, Moryarty DG, Zack MM, Holt J, Donheoo R. Health-related quality of life surveillance - United States, 1993-2002. Centers for Disease Control and Prevention (CDC). MMWR Surveill Summ.2005;54(4):1-35.

Anexo III
OTOPLASTIA BASEADA EM EVIDÊNCIA EM RELAÇÃO ÀS UNIDADES DOBRAS E LÓBULOS AURICULARES

OTOPLASTIA PELA TÉCNICA ECLÉTICA: RESULTADOS E EFICÁCIA

SOARES, C.M.C[1]; STEINER, F.C.[2]

[1]Médico Otorrinolaringologista, Preceptor de Residência Médica do
Serviço Otorrinolaringologia do Hospital de Clínicas/UFPR
[2]Médico Especializando do 2º ano de Otorrinolaringologia do Hospital de Clínicas/UFPR

RESUMO

Objetivo: Demostrar os resultados e eficácia da técnica eclética de otoplastia, em pacientes de diferentes idades, tipos de pele e espessuras de cartilagem auricular, após 12 meses do procedimento.
Materiais e Métodos: 70 pacientes, submetidos à otoplastia bilateral primária nos serviços de otorrinolaringologia do Hospital de Clínicas/UFPR e Hospital IPO, entre julho de 2010 a novembro de 2012, foram acompanhados em consultas regulares por 12 meses, sendo realizadas medidas auriculares padronizadas. Foram também divididos em subgrupos referentes ao tipo de cartilagem, tipo de pele e idade. **Resultados:** 62 pacientes permaneceram no estudo, totalizando 124 orelhas. Em média, ocorreu uma lateralização de 2,62 mm após 12 meses. Não houve diferença entre os tipos de cartilagem, pele ou idade. Taxa de recidiva total foi de 8,06% e 5,64% para recidiva parcial do terço superior. **Conclusão**: A otoplastia pela técnica eclética demonstrou ser eficaz, com baixa taxa de recidiva e complicações. A lateralização média, de 2,62 mm, deve ser levada em consideração no momento da cirurgia. A técnica pode ser indicada para todos os pacientes com orelhas proeminentes.
Palavras-chave: otoplastia, resultados, técnica eclética.

MATERIAIS E MÉTODOS

Trata-se de um estudo retrospectivo de pacientes submetidos a otoplastias, pelos médicos residentes sob a supervisão de um preceptor, pela técnica eclética, nos períodos de março de 2012 a novembro de 2012, no serviço de otorrinolaringologia do Hospital de Clínicas da UFPR, bem como pacientes submetidos à otoplastia pela mesma técnica, no Hospital IPO, no período de julho de 2010 a novembro de 2012, pelo mesmo cirurgião.

Ao todo, 70 pacientes participaram do estudo, submetidos à otoplastia bilateral, totalizando 140 orelhas estudadas.

Todos os pacientes foram submetidos à avaliação pré-operatória, em queforam analisadas as medidas da distância da ponta da hélice à mastoide (medida 1), do ponto da linha acima do trágus à mastoide (medida 2) e do ponta acima do lóbulo à mastoide (medida 3) (Fig. 1), assim como o tipo de pele e a espessura da cartilagem.

As medidas foram realizadas novamente no pós-operatório imediato, após 1 mês, 3 meses, 6 meses e, por último, após 12 meses. Pacientes que perderam o acompanhamento foram excluídos do estudo.

Procedeu-se ao tratamento estatístico julgado adequado conforme a natureza dos dados analisados. Utilizou-se o teste t para as comparações das medidas das três distâncias auriculares (mm) analisadas entre as diversas fases operatórias no grupo total; medidas das três distâncias auriculares no pós--operatório imediato e após 12 meses, e a variação ocorrida neste período, dentro dos subgrupos dos variáveis tipos de cartilagem, idade e pele. O nível de significância adotado foi de $\alpha < 0,05$.

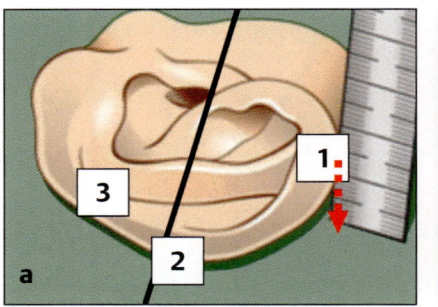

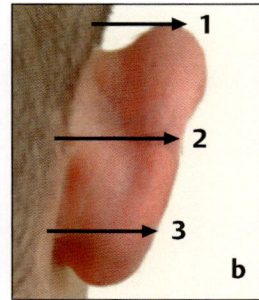

Fig. 1. (a e b) Medida 1: ponta da hélice à mastoide. Medida 2: ponto da linha acima do trágus à mastoide. Medida 3: ponto acima do lóbulo à mastoide.

RESULTADOS

Durante o período de março de 2012 a novembro de 2012, foram realizadas 22 otoplastias bilaterais, em 22 pacientes consecutivos, pelos médicos residentes sob a supervisão de um preceptor, no serviço de otorrinolaringologia do Hospital de Clínicas da UFPR.

Durante o período de julho de 2012 a novembro de 2012, foram realizadas 48 otoplastias bilaterais, em pacientes consecutivos, pelo mesmo cirurgião, no Hospital IPO, em Curitiba, PR.

De um total de 70 pacientes (140 orelhas), 8 pacientes foram excluídos do trabalho por perda do acompanhamento necessário para realização das medidas auriculares, ficando o trabalho com 62 pacientes submetidos à otoplastia bilateral pela técnica eclética; portanto, um total de 124 orelhas analisadas.

As medidas pré-operatórias foram, em média, 24,45 mm para a medida 1; 23,85 mm para a medida 2 e 21,79 mm para medida 3. No pós-operatório imediato, as medidas foram as seguintes: 13,61 mm para a medida 1; 14,62 mm para a medida 2 e 15,14 mm para a medida 3. A redução média da distância da borda da hélice à mastoide foi de 10,84 mm, 9,23 mm e 6,65 mm para as medidas 1, 2 e 3 respectivamente. Todos os dados apresentaram significância estatística, com p < 0,0001. (Quadros 1 a 3.)

A variação das medidas ao longo do período de um ano também foi analisada. Após 1 mês da cirurgia, as medidas eram: 14,35 mm, 15,22 mm e 15,73 mm para as medidas 1, 2 e 3. Após 3 meses: 15,37 mm, 15,89 mm e 16,52 mm. Após 6 meses: 16,17 mm, 16,35 mm e 17,00 mm. Após 12 meses de cirurgia, os pacientes apresentavam 17,01 mm, 16,73 mm e 17,49 mm para as medidas 1, 2 e 3 respectivamente. Todos os dados apresentaram significância estatística, com p < 0,0001 (Quadros 1 a 3). Dentre as medidas, a medida 1 foi a que apresentou maior variação ao longo de 12 meses, com um aumento da distância entre a borda da hélice e a mastoide, em média, de 3,40 mm. Em seguida, a medida 3 apresentou variação de 2,35 mm e a medida 2 de 2,11 mm. Todos os dados apresentaram significância estatística, com p < 0,0001. (Quadro 1 a 3).

Considerando os diversos períodos estudados (pós-operatório imediato, 1 mês, 3 meses, 6 meses e 12 meses), o período entre 1 mês e 3 meses após a cirurgia apresentou maior variação em todas as três medidas.

Na medida 1, a variação foi, em média, de 0,74 mm, 1,02 mm, 0,8 mm e 0,84 mm a cada medida realizada em comparação com a medida anterior, ou seja, medida de 1 mês após a cirurgia comparada com a medida no pós-operatório imediato, medida de 3 meses após a cirurgia comparada com a medida de 1 mês e assim por diante. Para a medida 2, foi encontrada variação média de 0,6 mm,

Quadro 1. Comparações das Medidas da Distância da Ponta da Hélice ao Osso Mastoide (mm) entre as diversas Fases Operatórias

Fases operatórias	n	Distância (mm)				Teste t p
		Mín-máx	Média	±	dp	
Pré	124	12-34	24,45	±	4,18	< 0,0001
Pós-imediato	124	7-21	13,61	±	2,87	
Pré	124	12-34	24,45	±	4,18	< 0,0001
Pós: 12 meses	124	8-25	17,01	±	3,12	
Pós-imediato	124	7-21	13,61	±	2,87	< 0,0001
Pós: 12 meses	124	8-25	17,01	±	3,12	
Pós-imediato	124	7-21	13,61	±	2,87	< 0,0001
Pós: 1 mês	124	7-22	14,35	±	2,98	
Pós: 1 mês	124	7-22	14,35	±	2,98	< 0,0001
Pós: 3 meses	124	7-22	15,37	±	2,90	
Pós: 3 meses	124	7-22	15,37	±	2,90	< 0,0001
Pós: 6 meses	124	7-23	16,17	±	3,06	
Pós: 6 meses	124	7-23	16,17	±	3,06	< 0,0001
Pós: 12 meses	124	8-25	17,01	±	3,12	

n: número de pacientes; mín-máx: valores mínimo e máximo; dp: desvio-padrão; p: valor da probabilidade p.

Quadro 2. Comparações das Medidas da Distância do Ponto da Linha acima do Trágus ao Osso Mastoide (mm) entre as Diversas Fases Operatórias

Fases operatórias	n	Distância (mm)				Teste t p
		Mín-máx	Média	±	dp	
Pré	124	13-32	23,85	±	3,86	< 0,0001
Pós-imediato	124	7-23	14,62	±	3,12	
Pré	124	13-32	23,85	±	3,86	< 0,0001
Pós: 12 meses	124	8-25	16,73	±	3,03	
Pós-imediato	124	7-23	14,62	±	3,12	< 0,0001
Pós: 12 meses	124	8-25	16,73	±	3,03	
Pós-imediato	124	7-23	14,62	±	3,12	< 0,0001
Pós: 1 mês	124	7-23	15,22	±	3,24	
Pós: 1 mês	124	7-23	15,22	±	3,24	< 0,0001
Pós: 3 meses	124	8-23	15,89	±	3,07	
Pós: 3 meses	124	8-23	15,89	±	3,07	< 0,0001
Pós: 6 meses	124	8-25	16,35	±	3,12	
Pós: 6 meses	124	8-25	16,35	±	3,12	< 0,0001
Pós: 12 meses	124	8-25	16,73	±	3,03	

n: número de pacientes; mín-máx: valores mínimo e máximo; dp: desvio-padrão; p: valor da probabilidade p.

Quadro 3. Comparações das Medidas da Distância acima do Lobo ao Osso Mastoide (mm) entre as Diversas Fases Operatórias

Fases operatórias	n	Distância (mm)				Teste t
		Mín-máx	Média	±	dp	p
Pré	124	13-35	21,79	±	3,69	< 0,0001
Pós-imediato	124	8-21	15,14	±	2,44	
Pré	124	13-35	21,79	±	3,69	< 0,0001
Pós: 12 meses	124	10-23	17,49	±	2,58	
Pós-imediato	124	8-21	15,14	±	2,44	< 0,0001
Pós: 12 meses	124	10-23	17,49	±	2,58	
Pós-imediato	124	8-21	15,14	±	2,44	0,0001
Pós: 1 mês	124	8-21	15,73	±	2,47	
Pós: 1 mês	124	8-21	15,73	±	2,47	0,0001
Pós: 3 meses	124	10-23	16,52	±	2,57	
Pós: 3 meses	124	10-23	16,52	±	2,57	0,0001
Pós: 6 meses	124	10-23	17,00	±	2,61	
Pós: 6 meses	124	10-23	17,00	±	2,61	0,0001
Pós: 12 meses	124	10-23	17,49	±	2,58	

n: número de pacientes; mín-máx: valores mínimo e máximo; dp: desvio-padrão; p: valor da probabilidade p.

0,67 mm, 0,46 mm e 0,38 mm. As variações encontradas na medida 3 são: 0,59 mm, 0,79 mm, 0,48 mm e 0,49 mm. (Gráfico 1.) Em todas as 3 medidas, ao menos 75% do aumento da distância entre a borda da hélice e a mastoide ocorreu nos primeiros 6 meses após a cirurgia. Considerando as 3 medidas, a lateralização média das orelhas foi de 2,62 mm.

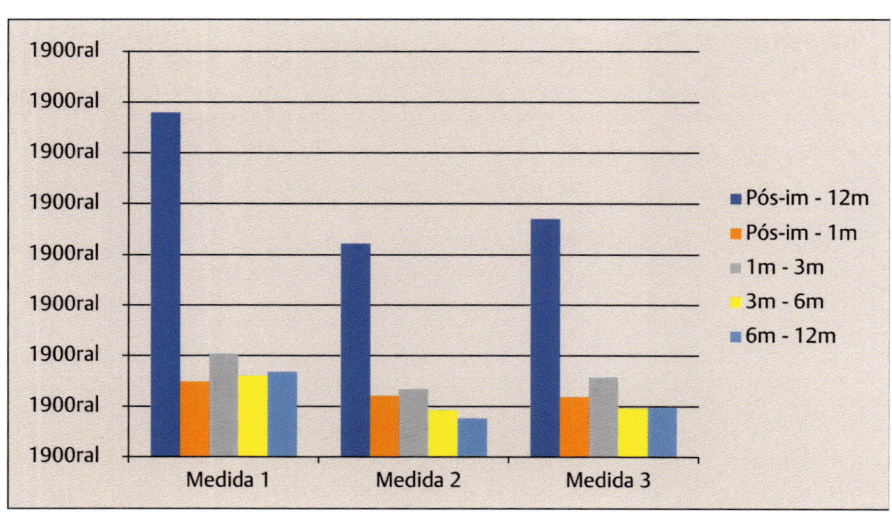

Gráfico 1.

ANEXO III

Os pacientes foram divididos em subgrupos para analisar os vários tipos de cartilagem, tipos de pele e idade em separado. Na consulta pré-operatória, a cartilagem das orelhas dos pacientes foi classificada em débil, moderada e espessa. Já a pele foi classificada em fina ou grossa. Para divisão do subgrupo de idade, os pacientes abaixo de 12 anos de idade foram considerados crianças, conforme legislação federal[8], e o restante dos pacientes considerados adultos.

No subgrupo cartilagens, avaliou-se a variação da distância entre a borda da hélice e a mastoide no período entre o pós-operatório imediato e 12 meses. Para os pacientes de cartilagem débil, a variação média foi de 3,54 mm na medida 1; 2,42 mm na medida 2 e 2,65 mm na medida 3. Em pacientes de cartilagem moderada, a variação foi de: 3,51 mm, 2,16 mm e 2,33 mm para as medidas 1, 2 e 3. Nos pacientes de cartilagem grossa, as variações encontradas são: 2,96 mm, 1,68 mm e 2,14 mm para as medidas 1, 2 e 3. Não houve significância estatística quando comparadas as variações das medidas entre os três tipos de cartilagem (Quadros 4 a 6).

Quadro 4. Comparações das Medidas da Distância da Ponta da Hélice ao Osso Mastoide (mm) entre o Pós-Imediato e 12 Meses nos Diversos Tipos de Cartilagem

Tipos de cartilagem	Fases operatórias	n	Distância (mm)				Teste t p
			Mín-máx	Média	±	dp	
Débil	Pós-imediato	26	7-18	1358	±	2,96	< 0,0001
	Pós: 12 meses	26	9-25	17,12	±	3,48	
Moderada	Pós-imediato	70	8-19	13,63	±	2,53	< 0,0001
	Pós: 12 meses	70	10-25	17,14	±	2,94	
Espessa	Pós-imediato	28	7-21	13,61	±	3,61	< 0,0001
	Pós: 12 meses	28	8-23	16,57	±	3,28	
Variação	Débil	26	0-11	3,54	±	2,76	0,97
	Moderada	70	0-10	3,51	±	2,55	
Variação	Moderada	70	0-10	3,51	±	2,55	0,33
	Espessa	28	0-10	2,96	±	2,52	
Variação	Débil	26	0-11	3,54	±	2,76	0,43
	Espessa	28	0-10	2,96	±	2,52	

n: número de pacientes; mín-máx: valores mínimo e máximo; dp: desvio-padrão; p: valor da probabilidade p.

Quadro 5. Comparações das Medidas da Distância do Ponto da Linha acima do Trágus e Osso Mastoide (mm) entre o Pós-Imediato e 12 Meses nos Diversos Tipos de Cartilagem

Tipos de cartilagem	Fases operatórias	n	Distância (mm)				Teste t p
			Mín-máx	Média	±	dp	
Débil	Pós-imediato	26	9-19	13,69	±	2,68	< 0,0001
	Pós: 12 meses	26	11-20	16,12	±	2,64	
Moderada	Pós-imediato	70	7-20	14,87	±	2,58	< 0,0001
	Pós: 12 meses	70	10-22	17,03	±	2,55	
Espessa	Pós-imediato	28	7,23	14,86	±	4,44	< 0,0001
	Pós: 12 meses	28	8,25	16,54	±	4,25	
Variação	Débil	26	0-9	2,42	±	1,94	0,54
	Moderada	70	(-2)-9	2,16	±	1,70	
Variação	Moderada	70	(-2)-9	2,16	±	1,70	0,17
	Espessa	28	0-7	1,68	±	1,49	
Variação	Débil	26	0-9	2,42	±	1,94	0,12
	Espessa	28	0-7	1,68	±	1,49	

n: número de pacientes; mín-máx: valores mínimo e máximo; dp: desvio-padrão; p: valor da probabilidade p.

Quadro 6. Comparações das Medidas da Distância acima do Lobo ao Osso Mastoide (mm) entre o Pós-Imediato e 12 Meses nos Diversos Tipos de Cartilagem

Tipos de cartilagem	Fases operatórias	n	Distância (mm)				Teste t p
			Mín-máx	Média	±	dp	
Débil	Pós-imediato	26	8-18	14,69	±	2,65	< 0,0001
	Pós: 12 meses	26	13-22	17,35	±	2,10	
Moderada	Pós-imediato	70	12-20	15,51	±	1,88	< 0,0001
	Pós: 12 meses	70	12-23	17,84	±	2,57	
Espessa	Pós-imediato	28	8-21	14,61	±	3,29	< 0,0001
	Pós: 12 meses	28	10-22	16,75	±	2,89	
Variação	Débil	26	0-10	2,65	±	2,17	0,50
	Moderada	70	0-8	2,33	±	1,85	
Variação	Moderada	70	0-8	2,33	±	1,85	0,66
	Espessa	28	0-9	2,14	±	1,90	
Variação	Débil	26	0-10	2,65	±	2,17	0,36
	Espessa	28	0-9	2,14	±	1,90	

n: número de pacientes; mín-máx: valores mínimo e máximo; dp: desvio-padrão; p:valor da probabilidade p.

No subgrupo tipo de pele, também foi avaliada a variação entre o pós-imediato e 12 meses. Nos pacientes com pele fina, a variação foi de 3,59 mm na medida 1; 2,31 mm na medida 2 e 2,49 mm na medida 3. Nos pacientes com pele grossa, a variação foi de 3,05 mm, 1,73 mm e 2,11 mm para as medidas 1, 2 e 3 respectivamente. Novamente, não houve significância estatística na comparação das variações entre os dois tipos de pele (Quadros 7 a 9).

Quadro 7. Comparações das Medidas da Distância da Ponta da Hélice ao Osso Mastoide (mm) entre o Pós-Imediato e 12 Meses nos Diversos Tipos de Pele

Tipos de pele	Fases operatórias	n	Distância (mm)				Teste t
			Mín-máx	Média	±	dp	p
Fina	Pós-imediato	80	7-19	13,60	±	2,58	< 0,0001
	Pós: 12 meses	80	9-25	17,19	±	3,14	
Grossa	Pós-imediato	44	7-21	13,64	±	3,36	< 0,0001
	Pós: 12 meses	44	8-23	16,68	±	3,09	
Variação	Fina	80	0-11	3,59	±	2,70	0,24
	Grossa	44	0-10	3,05	±	2,32	

n: número de pacientes; mín-máx: valores mínimo e máximo; dp: desvio-padrão; p: valor da probabilidade p.

Quadro 8. Comparações das Medidas da Distância do Ponto da Linha acima do Trágus e Osso Mastoide (mm) entre o Pós-Imediato e 12 Meses nos Diversos Tipos de Pele

Tipos de pele	Fases operatórias	n	Distância (mm)				Teste t
			Mín-máx	Média	±	dp	p
Fina	Pós-imediato	80	7-20	14,63	±	2,35	< 0,0001
	Pós: 12 meses	80	9-25	16,94	±	2,57	
Grossa	Pós-imediato	44	7-23	14,61	±	4,02	< 0,0001
	Pós: 12 meses	44	8-25	16,34	±	3,73	
Variação	Fina	80	0-9	2,31	±	1,83	0,05
	Grossa	44	0-7	1,73	±	1,42	

n: número de pacientes; mín-máx: valores mínimo e máximo; dp: desvio-padrão; p: valor da probabilidade p.

Quadro 9. Comparações das Medidas da Distância acima do Lobo ao Osso Mastoide (mm) entre o Pós-Imediato e 12 Meses nos Diversos Tipos de Pele

Tipos de pele	Fases operatórias	n	Distância (mm)				Teste t
			Mín-máx	Média	±	dp	p
Fina	Pós-imediato	80	7-20	15,33	±	2,23	< 0,0001
	Pós: 12 meses	80	9-25	17,81	±	2,47	
Grossa	Pós-imediato	44	7-21	14,80	±	2,79	< 0,0001
	Pós: 12 meses	44	8-23	16,91	±	2,69	
Variação	Fina	80	0-10	2,49	±	1,98	0,29
	Grossa	44	0-9	2,11	±	1,81	

n: número de pacientes; mín-máx: valores mínimo e máximo; dp: desvio-padrão; p: valor da probabilidade p.

No subgrupo idade, a mesma comparação realizada nos subgrupos cartilagens e tipos de pele foi feita. Nas crianças (< 12 anos), a variação foi de 4,23 mm, 2,87 mm e 3,03 mm nas medidas 1, 2 e 3 respectivamente. Nos adultos, os dados encontrados foram: 3,13 mm, 1,86 mm e 2,14 mm de variação nas medidas 1, 2 e 3 respectivamente. Comparando as variações entre crianças e adultos, também não houve significância estatística. (Quadro 10 a 12.)

Quadro 10. Comparações das Medidas da Distância da Ponta da Hélice ao Osso Mastoide (mm) entre o Pós-Imediato e 12 Meses em Crianças e Adultos

Idade	Fases operatórias	n	Distância (mm)			Teste t
			Mín-máx	Média	± dp	p
Crianças	Pós-imediato	30	7-18	12,83	± 2,78	< 0,0001
	Pós: 12 meses	30	9-25	17,07	± 3,16	
Adultos	Pós-imediato	94	7-21	13,86	± 2,86	< 0,0001
	Pós: 12 meses	94	8-25	16,99	± 3,12	
Variação	Crianças	30	0-11	4,23	± 3,45	0,11
	Adultos	94	0-9	3,13	± 2,18	

n: número de pacientes; mín-máx: valores mínimo e máximo; dp: desvio-padrão; p: valor da probabilidade p.

Quadro 11. Comparações das Medidas da Distância do Ponto da Linha acima do Trágus e Osso Mastoide (mm) entre o Pós-Imediato e 12 Meses em Crianças e Adultos

Idade	Fases operatórias	n	Distância (mm)			Teste t
			Mín-máx	Média	± dp	p
Crianças	Pós-imediato	30	7-18	13,30	± 2,20	< 0,0001
	Pós: 12 meses	30	9-25	16,17	± 2,61	
Adultos	Pós-imediato	94	7-23	15,04	± 3,26	< 0,0001
	Pós:12 meses	94	8-25	16,90	± 3,14	
Variação	Crianças	30	1-9	2,87	± 2,18	0,02
	Adultos	94	(-2)-7	1,86	± 1,47	

n: número de pacientes; mín-máx: valores mínimo e máximo; dp: desvio-padrão; p: valor da probabilidade p.

Quadro 12. Comparações das Medidas da Distância acima do Lobo ao Osso Mastoide (mm) entre o Pós-Imediato e 12 Meses em Crianças e Adultos

Idade	Fases operatórias	n	Distância (mm)			Teste t
			Mín-máx	Média	± Dp	p
Crianças	Pós-imediato	30	7-20	14,83	± 2,94	< 0,0001
	Pós: 12 meses	30	9-25	17,87	± 2,27	
Adultos	Pós-imediato	94	7-23	15,23	± 2,27	< 0,0001
	Pós:12 meses	94	8-25	17,37	± 2,67	
Variação	Crianças	30	0-10	3,03	± 2,68	0,09
	Adultos	94	0-8	2,14	± 1,56	

n: número de pacientes; mín-máx: valores mínimo e máximo; dp: desvio-padrão; p: valor da probabilidade p.

Em duas orelhas (1,6%), houve uma complicação precoce (hemorragia), com necessidade de reintervenção cirúrgica. Nesta série, não foram observadas complicações, como extrusão da sutura, queloides e cicatrizes hipertróficas. Dor e hipoestesia não foram documentadas e, portanto, não entraram como variáveis estudadas.

Recorrência da orelha proeminente ocorreu em 10 orelhas (8,06%). Foram consideradas recorrência medidas maiores que 20 mm em, pelo menos, 2 das 3 medidas. Recorrência parcial do terço superior, com medidas acima de 20 mm foi encontrada em 7 orelhas (5,64%). Tomou-se como medida ideal a menor que 20 mm com base nos trabalhos de McDowell[9] e Weerda.[10]

DISCUSSÃO

Historicamente, a pesquisa clínica convencional tem focado em medidas estritamente definidas de resultado, como complicações, taxas de mortalidade e indicadores básicos do estado de saúde. Mais recentemente, as pesquisas de eficácia das técnicas têm incidido sobre os resultados dos tratamentos com foco sobre o paciente, com ênfase nas satisfação, resultado funcional e qualidade de vida.[11]

Com relação a satisfação dos pacientes relacionados à cirurgia de otoplastia, Marone et al,[7] em um trabalho realizado no serviço de Otorrinolaringologia do Hospital Santa Marcelina-SP no período de julho de 2009 a julho de 2010, avaliaram 36 pacientes maiores de 12 anos submetidos à otoplastia. Foi utilizanda a Escala de Resultados de Glasgow (ERG) que demonstrou que houve aumento na qualidade de vida sem diferença estatística entre os sexos e as diferentes faixas etárias. Da mesma forma, Schwenterner et al,[11] em um trabalho realizado no Hospital Universitário em Innsbruck, na Áustria, entre janeiro de 1997 a setembro de 2005, utilizando a ERG, avaliaram 14 pacientes maiores de 18 anos submetidos à otoplastia sob a técnica combinada de Stentrom e Mustardé e demonstraram que houve aumento na qualidade de vida após a cirurgia, sem diferença estatística entre os sexos, diferentes faixas etárias e o tempo de seguimento pós-operatório.

Em outro trabalho, realizado no Hospital St. Luke na cidade de Braford no Reino Unido, Bradbury et al. (1991)[12] avaliaram 30 pacientes, entre 5 e 16 anos, submetidos à otoplastia e demonstraram que, em 90% dos pacientes, houve melhoria do bem-estar após a cirurgia. Nesse mesmo estudo, demonstrou-se que a razão que motivou a cirurgia foi a psicossocial em 67% dos casos, ansiedade antecipada pelas orelhas em abano em 17% e, em 16% dos pacientes, a razão que levou a cirurgia foi a estética. Os resultados demonstraram, ainda, que, em crianças menores de 13 anos, com orelhas proeminentes, houve níveis significantivamente maiores de assédio moral ou *bullying* comparados com a população normal.

Um trabalho mais recente de Cooper-Hobson et al (2004),[13] realizado pelo Departamento de Cirurgia Plástica no Hospital Universitário de North Staffordshire em Stoke-on-Trent no Reino Unido, com 39 crianças submetidas à otoplastia, entre 5 e 16 anos de idade, demonstrou que 97% relataram um aumento da felicidade, 92% relataram um aumento da autoestima, 79% referiram uma melhora na qualidade de vida social e 100% referiram que o assedio moral reduziu ou parou depois da cirurgia. Segundo Ribeiro (2011),[14] com relação a um levantamento do perfil psicológico de 17 crianças submetidas à otoplastia na Santa Casa de São Paulo, evidenciou-se que, em 88,2% dos pacientes, ter orelha em abano é associado a uma questão emocional, por ser motivo de vergonha, desconforto e tristeza, além de causar inúmeros incômodos aos seus portadores, que são frequentemente motivo de zombaria.

Quanto a medidas mais objetivas para eficácia das técnicas, apenas um trabalho, feito por Schlegel-Wagner et al[4], utilizou as medidas entre a hélice e a mastoide, em 3 pontos predeterminados, tomando como medida ideal a menor que 20 mm com base nos trabalhos de McDowell[9] e Weerda.[10]

Os autores conseguiram demonstrar a eficácia de sua técnica, que consiste em raspagem anterior da cartilagem auricular, suturas de Mustardé e retirada de concha de cartilagem em casos selecionados. Com um acompanhamento pós-operatório, em média, de 6,25 anos, foi demonstrada uma lateralização da orelha de 1,95 mm na medida 1; 3,5 mm na medida 2 e 1,5 mm na medida 3, em média. Na pesquisa de satisfação, mais de 90% dos resultados foram considerados bons/ótimos e a taxa de recidiva da deformidade foi de 2,3% para recidiva total e 8,6% para recidiva parcial do terço superior do pavilhão.

Em nosso estudo, a lateralização da orelha foi maior na medida 1 (3,4 mm), com recidiva parcial em 7 orelhas (5,64%), principalmente no terço superior do pavilhão, fato que corrobora os dados da literatura sobre maior incidência de recidiva no terço superior da orelha.[15,16] A medida 2 apresentou a menor variação, com 2,11 mm, seguida pela medida 3, com 2,35 mm.

Considerando a média da lateralização nas 3 medidas, Schlegel-Wagner et al[4] demonstraram uma média de 2,31 mm de variação do pós-operatório imediato até 6,25 anos após a cirurgia. Em nosso estudo, a variação após 12 meses foi, em média, de 2,62 mm.

A maior variação das medidas ocorreu entre 1 e 3 meses após a cirurgia em todas as 3 medidas. Esse período coincide com o momento que o paciente deixa de usar a atadura ou fita elástica, tanto durante o dia quanto durante a noite. Também é importante ressaltar que a lateralização da orelha nos primeiros 6 meses corresponde a, pelo menos, 75% da lateralização total no acompanhamento de 12 meses após o procedimento cirúrgico.

Quanto a complicações, em nosso estudo registramos dois casos (1,6%) de hemorragia com necessidade de reintervenção. Schlegel-Wagner et al[4], em seu estudo, demonstraram 2,5% de casos de hemorragia que não necessitaram nova intervenção. Também ocorreram ulceração e infecção de pele em 3,8% dos casos, dor severa em 4,4%, queloide em 2,3% e extrusão do fio utilizado na sutura de Mustardé em 5%. Para evitar esta complicação, em nossa técnica associamos o *crosshatching* da porção posterior da cartilagem, para um enfraquecimento da mesma, e, após, realizarmos as suturas de Mustardé, cortamos o fio de *nylon* rente ao nó, que permanece sepultado pelo retalho de pele realizado. Tal cuidado faz com que nossos índices de extrusão do fio sejam muito baixos. Em nosso estudo, não foi registrado nenhum caso de extrusão do fio de sutura, queloide ou ulceração de pele.

As taxas de recidiva em nosso estudo, 8,6% para recidiva total e 5,64% para recidiva parcial do terço superior, estão dentro das taxas encontradas na literatura, que variam entre 10 a 15%[10] chegando até a 33% em alguns estudos.[17]

Ao analisar os diferentes tipos de cartilagem, pele e as idades dos pacientes, não foi encontrada significância estatística entre a lateralização da orelha após 12 meses da cirurgia em cada variável de cada subgrupo. Isto indica que a Técnica Eclética de otoplastia apresenta resultados similares em pacientes com diferentes espessuras de cartilagem e pele, assim como é eficaz tanto em crianças quanto em adultos.

CONCLUSÃO

Na medicina moderna, torna-se cada vez mais importante a validação de diferentes terapias cirúrgicas, tanto na satisfação e melhora da qualidade de vida dos pacientes quanto no âmbito puramente técnico.

As orelhas em abano trazem diverso prejuízos psicológicos e de bem estar nos pacientes que a possuem. E, para corrigí-las, a literatura médica cita mais de 200 técnicas cirúrgicas, as quais foram se aprimorando ao longo dos anos. Porém há poucos estudos utilizando medidas objetivas para avaliar os resultados da cirurgia.

O nosso trabalho demonstrou que a Técnica Eclética de Otoplastia, utilizada no nosso serviço há anos, é adequada e válida. Esta técnica pode ser indicada para todos os pacientes com orelhas proeminentes, independente do tipo de cartilagem, tipo de pele ou idade. Apresentou baixos índices de complicação e recorrência, comparáveis aos encontrados na literatura.

Uma lateralização média da orelha de 2,62 mm deve ser esperada após 12 meses da cirurgia, bem como deve ser prevista no intra-operatório, afim de se realizar uma hipercorreção.

Medidas padronizadas da orelha são importantes, pois auxiliam na avaliação estética geral da orelha operada, bem como servem como base para o acompanhamento a longo termo destes pacientes.

REFERÊNCIAS BIBLIOGRÁFICAS

1. Siegert R. Synopsis of otoplasty. Facial plastic Surgery 2004; 20:299-300.
2. Thorne CH, Beasley RW, Aston SJ, Bartlett SP, Gurtner GC, Spear SL, editors. In: *Grabb & Smith: cirurgia plástica.* 6ª ed. Rio de Janeiro: Guanabara Koogan; 2009. p. 290-304.
3. Kelley P, Hollier L, Stal S. Otoplasty: evaluation, technique, and review. J Craniof Surg 2003 Sept;14(5):643-53.
4. Schlegel-Wagner C, Pabst G, Müller W, Linder T. Otoplasty using a modified anterior scoring technique: standardized measurements of long-term results. Arch Facial Plast Surg 2010;12(3):143-8.
5. Echarri San Martín R et al. Otoplastia: resultados del abordaje anterior frente al posterior. Acta Otorrinolaringol Esp 2011;62(3):188-193.
6. Maniglia AJ, Maniglia JJ. Otoplasty - an eclectic technique. Laryngoscope 1977;87(8):1359-68.
7. Marone SAM, Filho TAL, Ishi RT, Dode OB, Faria BC, Rodrigues JLT, Souza MA. Using ERG inquiry to evaluate otoplasty satisfaction in an otorhinolaryngology medical residency training hospital. Braz J Otorhinolaryngol 2012;78(1):113-9.
8. Lei nº 8.069/1990 (Estatuto da criança e do adolescente) art. 2º.
9. McDowell AJ. Goals in otoplasty for protruding ears. Plast Reconstr Surg 1968;41(1):17-27.
10. Weerda H, editor. *Surgery of the auricle.* New York: Thieme Publishers New York; 2004.
11. Schwentner I, Schmutzhard J, Deibl M, Sprinzl GM. Health-related quality of life outcome of adult patients after otoplasty. J Craniofac Surg 2006;17(4):629-35.
12. Bradbury ET, Hewison J, Timmons MJ. Psychological and social outcome of prominent ear correction in children. Brit Jour of Plast Surg 1992;.45:97-100.
13. Cooper-Hobson G, Jaffe W. The benefits of otoplasty for children: futher evidence to satisfy the modern NHS. J Plast Reco Aest Surg 2009;62:190-4.
14. Ribeiro FAQ, Filho IB. Otoplastia. Tratado de otorrinolaringologia e cirurgia – cérvico facial. 2ª ed. São Paulo: RocZ; 2011. p. 663-74.
15. Tan KH. Long-term survey of prominent ear surgery: a comparisom of two methods. Br J Plast Surg 1986;39(2):270-3.
16. Adamson PA, McGraw BL, Tropper GJ. Otoplasty: critical review of clinical results. Laringoscope 191;101(8):883-8.
17. Connoly A, Bartley J. Mustarde suture technique in otoplasty. Clinical Otolaryngology 1998;23(2):97-9.